Kirk Douglas
Ein Fall von Glück

Kirk Douglas

Ein Fall von Glück

Mein Leben nach dem Schlaganfall

Aus dem Amerikanischen von Wolfdietrich Müller

Ehrenwirth Verlag

Inhalt

Widmung 7
Dank 11
1. Wie es passierte 13
2. Der Tod macht Urlaub 19
3. Inventur 29
4. Schlaf, schlaf, unschuldiger Schlaf .. 37
5. Depression – wehe mir 45
6. Präsidenten 49
7. Kleine Helden 55
8. Mund-Aerobics 67
9. Vergiss die Hundeschaufel nicht 77
10. Was ist das für ein Ding, das man Liebe nennt? 83
11. Ich trete vor mein Publikum 93
12. Mein Schrittmacher 103
13. Scheinwerfer, Kamera, Klappe auf! 107
14. Ich hasse Technik! 119
15. Ich glaube an Wunder 123
16. Gott um den Bart gehen 133

17. Habe Schlaganfall, werde reisen . . . 149
18. Spielplätze in Israel 153
19. Am Jordan 159
20. Eine blutige Nase in Tel Aviv 167
21. Berlin 171
22. Nach Hause, nach Hause 177
Mein Leitfaden 181
Biografie 183
Filme 193
Theaterstücke 199
Bücher 201
Preise und Auszeichnungen 203

Widmung

Manchmal fühle ich mich wie ein Cowboy, wenn ich auf meinem Pferd Whiskey in versammeltem Trab in den Sonnenuntergang reite. Dabei besinne ich mich auf mein Leben; nach einem Schlaganfall habe ich zwei Filme mit beeinträchtigter Sprechfähigkeit gedreht. Jetzt warte ich auf eine weitere Rolle, bevor die Sonne unter den Horizont sinkt. Ein Schauspieler lässt sich nicht aufhalten. Wie der »Käfer« läuft und läuft und läuft er ...

Welches Glück habe ich gehabt, dass ich Schauspieler sein durfte. Es hat mir Ruhm, Geld und Zufriedenheit gebracht. Dennoch habe ich meinen Söhnen abgeraten, denselben Beruf zu ergreifen. Die Erfolgschancen sind so gering; dagegen säumen die Fallgruben des Scheiterns und der Depression den Weg. Aber leider hören sie nicht auf mich.

»Brr, Whiskey.« Ich sitze ab und setze mich in den Schatten einer mächtigen Eiche. Hypnotisiert von der bloßen Helligkeit der untergehenden Sonne starre ich geradeaus. Whiskey frisst Gras, ohne auf den gelben Ball zu achten, der den Himmel erleuchtet. Er brennt hell, dann vergeht er. Ich zittere, obwohl sich kein Hauch regt.

Meine Gedanken wandern weit in die Vergangenheit zurück. Ich denke an Burt Lancaster, an Duke Wayne und die vielen Schauspieler, mit denen ich in meinem Leben arbeiten durfte. Ich denke auch an all jene, mit denen zu arbeiten mir nicht vergönnt war, die Schauspieler, die ich von fern bewunderte.

Wir sind alle Entertainer. Wir machen Filme, um Menschen eine kurze Atempause von den Problemen ihres Alltags zu schenken, während sie sich in die Scheinwelt auf der flimmernden Leinwand entführen lassen. Aber Schauspieler leben auch in der realen Welt. Und wir haben alle unsere eigenen Sorgen.

Ich bewundere meine Kollegen, die angesichts persönlicher Tragödien Mut beweisen, anstatt sich vor Selbstmitleid zu verkriechen. Laut applaudiere ich Christopher Reeves, Michael J. Fox, Dudley Moore und so vielen anderen, die ihren Ruhm nutzen, um Licht ins Dunkel zu bringen. Anderen Menschen zu helfen ist der Wille Gottes.

Ihnen widme ich dieses Buch.

Die Sonne ist untergegangen. In der einsetzenden Dämmerung reiten Whiskey und ich nach Hause zurück. Wir wollen nachsehen, ob mein Agent schon eingetroffen ist.

Dank

Ein Computer ist sehr hilfreich, wenn man ein Buch schreibt, aber leider kann ich nicht damit umgehen. Zum Glück kennt sich meine Assistentin Lisa Lynn aus. Sie konnte mein Diktat direkt aufnehmen und in den Computer eingeben. Eine riesengroße Hilfe! Danke, Lisa.

Sehr oft brauchte ich eine Resonanz – jemanden, der meiner Ansicht zustimmte oder der mir widersprach. Diese Rolle spielte Elli Wolpe. Ihre intelligenten Kommentare waren eine große Hilfe. Danke, Elli.

Natürlich war meine Lektorin Claire Wachtel eine wichtige Stütze. Ihre Mitarbeiter überzeugten mich davon, dass Grammatik nicht gerade meine starke Seite ist – und ich danke ihnen für ihre wertvollen Anregungen.

Wenn es ein ganzes Dorf braucht, um ein Kind aufzuziehen, dann ist gewiss mehr als eine einzige Person nötig, um ein Buch zu schreiben.

Ihnen allen gilt mein Dank.

1. Wie es passierte

Es war ein sonniger Nachmittag (was in Los Angeles nicht ungewöhnlich ist). Ich hatte es mir auf einem Sessel in meinem Zimmer bequem gemacht und ließ mir die Hände maniküren (ah, die Lebensart der Reichen und Berühmten). Anne, meine Frau, besteht auf dieser regelmäßigen Maniküre. Sie erträgt den Anblick meiner bäurischen Hände nicht, wenn sie nicht einwandfrei gepflegt sind.

Dieses Zimmer gefällt mir. Hier erledige ich meine ganze Arbeit – hier schreibe ich, studiere Drehbücher, lese ein Buch, sehe fern und träume. Mein Büro habe ich vor langem aufgegeben. Hier, in diesem Zimmer, existiere ich. Ich schalte das Telefon ab – diesen schrillen Sirenengesang der Außenwelt. Die einzigen ständigen Gäste in meiner Höhle sind meine zwei Labradorhunde Danny und Foxy. Ich konnte sie jetzt nicht streicheln, weil meine Hände gerade verschönert wurden.

Ich fühlte mich recht gut nach meiner Rückenoperation, hatte Lust, mich zum Golf zu verabreden, und träumte von einem langen Treibschlag am vierten Loch. Plötzlich hatte ich ein komisches Gefühl in der rechten Wange.

Es war, als hätte ein spitzer Gegenstand einen Strich von der Schläfe gezogen, auf meiner Wange einen Halbkreis beschrieben und dann innegehalten. Ich spürte keinen Schmerz, aber als ich es Rose, meiner Maniküre, zu schildern versuchte, konnte ich nicht sprechen. Es kam nur Quatsch heraus. Was war mit mir los? Rose war in Israel Krankenschwester gewesen und sie merkte sofort, dass ich einen Schlaganfall hatte. Sie rannte in die Küche und bat Concha, unsere Köchin, Anne anzurufen, die in diesem Augenblick mit Barbara Sinatra Bridge spielte.

Erschrocken stürzte Concha ins Zimmer und begann mich zu ohrfeigen, während sie mexikanische Gebete aufsagte. Ich versuchte ihr zu sagen, dass Ohrfeigen mir nicht halfen. Aber aus meinem Mund kam nichts als Gebrabbel. Sie schlug weiter. Ich war bestürzt.

Anne kam sofort nach Hause und rief meinen Arzt an. Dr. Rick Gold riet ihr: »Falls er sich bewegen kann, fahren Sie ihn selbst ins Krankenhaus – mit dem Krankenwagen würde es zu lange dauern.«

Ich sah Anne an. Aus ihren Augen sprach Angst, aber sie versuchte, mich auf sachliche Art und

Weise zu beruhigen. Ich bemühte mich nicht zu sprechen. Mein Kopf war völlig durcheinander. Ich wusste immer noch nicht, was mit mir passiert war. Jetzt waren alle sehr ruhig, allzu ruhig. Das quälte mich. Bevor ich zum Auto geführt wurde, betrachtete ich meine Hände. Ich wandte mich an Rose: »He, Sie haben ja meine Nägel gar nicht fertig gemacht.« Mein Scherz kam nicht an – keiner verstand mich.

Als wir am Eingang zu einer Privatstation eintrafen, warteten zwei Ärzte am Ende eines langen Korridors. Sie waren erleichtert, als sie mich gehen sahen. Das ließ darauf schließen, dass ich keine Lähmung in den Beinen hatte.

Dr. Gold bat mich, meine Zähne zu zeigen. Ich entblößte mein Gebiss, wie ich es in so vielen Filmen getan hatte. Allerdings wusste ich nicht, dass meine Lippe rechts herunterhing und die Zähne auf dieser Seite des Mundes bedeckte. Das war ein sicherer Hinweis auf einen Schlaganfall. Ich verstand alles, was er sagte, konnte aber nicht sprechen.

Man schickte mich sofort zur Computertomographie. Die CT arbeitet mit Röntgenstrahlen; die Kernspintomographie, die auf Magnetresonanz beruht, kam nicht infrage wegen des Herzschrittmachers, der mir sechs Jahre zuvor in die Brust eingesetzt worden war. (Doch das ist eine andere Geschichte.) Als ich in die geschlossene Röhre geschoben wurde, bekam ich Angst. »Was passiert mit mir?« Mein Herzschlag erschien mir lauter als das mechanische Brummen der Maschine, die Aufnahmen von meinem Gehirn machte. Ich schloss die Augen in der Dunkelheit.

»Werde ich sterben?« Gerade erst hatte ich mich von der Rückenoperation erholt!

Ich wurde wieder ins Licht gerollt. Die Dunkelheit wäre mir lieber gewesen. Ich wollte alles auslöschen. Die Ärzte versuchten mich zu beruhigen. »Mit Training und Sprachtherapie werden Sie Ihr Sprechvermögen wiedererlangen.« Sie legten mich auf ein Rollbett und versicherten mir: »Es ist bloß ein leichter Schlaganfall.«

Wovon zum Teufel redeten die eigentlich? Ein Schlaganfall! Vor einem Monat erst war ich aus demselben Krankenhaus entlassen worden, nachdem ich eine Rückenoperation überstanden hatte, die durch meinen Hubschrauberunfall notwendig geworden war. Schlaganfälle sind was für ältere Leute, die undeutlich sprechen und sich mit Gehhilfen oder Rollstühlen fortbewegen. Ich war erst 80 – wie könnte ich zu einem Schlaganfall kom-

men? Heißt das, dass es morgen nichts wird mit dem Golfplatz?
Später erfuhr ich, dass ich einen Hirninfarkt erlitten hatte. Darum nämlich handelt es sich bei einem Schlaganfall. Hirninfarkte sind die dritthäufigste Todesursache in Amerika. Jede Minute bekommt eine Person in den Vereinigten Staaten einen Schlaganfall. Das sind Jahr für Jahr mehr als 700 000 Menschen. Während Sie diese Seite lesen, bekommen zwei weitere Personen einen Schlaganfall. Von denen, die einen Schlaganfall erleiden, sind 30 Prozent jünger als 65. Wie standen meine Chancen? Ich bin 20 Jahre älter.

Als ich über den Krankenhausflur gerollt wurde, blickte ich zu den Deckenlampen hinauf, die über mir vorbeizogen. Hatte ich diese Szene nicht in einem Film gesehen? Die Worte des Arztes hallten in meinem Kopf wider: »Es ist bloß ein leichter Schlaganfall.«

Na klar, leicht für Sie, schwer für mich. Ich hatte Angst.

In meinem Krankenhauszimmer versuchte Dr. Gold, unser vertrauter Internist, mir etwas von meinen Ängsten zu nehmen. »Kirk, Sie haben doch einen Film mit Janet Leigh gedreht.«

»Die Wikinger«, murmelte ich.

»Sagen Sie mal«, und er neigte sich näher zu mir, »sind die großen Titten echt?«

»Was?« Ich dachte, ich hätte mich verhört.

»Na, sind diese wunderbaren Titten echt?«

»Klar!«

»Woher wissen Sie das, haben Sie sie mal angefasst. Oder gesehen?«

Ich schüttelte wütend den Kopf. »Echt!«

»Mann, ich war immer verknallt in sie.«

Und so ging die Unterhaltung weiter. Ich verriet Janet nie, dass der Arzt sich das Aussehen ihres Busens ausgesucht hatte, um meine Gedanken von meinen Problemen abzulenken.

Zwanzig Stunden lang durfte ich weder essen noch trinken, bis die Ärzte davon überzeugt waren, dass meine Speiseröhre nicht beeinträchtigt war und dass ich schlucken konnte. Schließlich gaben sie mir etwas zu trinken und beobachteten mich genauestens. Ich sollte ja nicht ersticken. Der Gedanke ließ mich am ganzen Leib zittern. Tod! Gestern hatte ich noch Lust auf Golf gehabt. Und jetzt?

2. Der Tod macht Urlaub

Ich erinnere mich an sechs Vorfälle in meinem Leben, die mich in die Nähe des Todes brachten. Als fünfjähriger Junge, vor mehr als 75 Jahren, wäre ich beinahe ertrunken.

Gleich neben unserem Haus war ein eineinhalb Meter tiefer Graben ausgehoben worden, um das Fundament einer neuen Fabrik zu legen. Eine Wasserleitung platzte, und der Graben lief mit Wasser voll. Es war an einem Sonntag und weit und breit kein Arbeiter. Meinen Spielkameraden und mir diente das Gelände als Spielplatz.

Ich muss ein dummer Junge gewesen sein, weil ich einen Balken über den Graben voller Wasser legte und versuchte, auf die andere Seite zu balancieren. Selbstverständlich rutschte ich ab und, Sie werden es schon ahnen, ich konnte nicht schwimmen. Während ich um mich schlug und um Hilfe schrie, sah ich meine zwei kleinen Kameraden nach Hause rennen, weil sie Angst hatten. Ich habe es lebhaft vor Augen. Aber plötzlich wurde ich von einem älteren Schulkameraden, Wolfie, aus dem Wasser gezogen. Weinend lief ich nach Hause. Pa versohlte mir den Hintern, weil ich meine Sachen nass gemacht hatte.

Dann gab es einige Zwischenfälle bei der Arbeit, die gerade noch glimpflich ausgingen. 1954 drehte ich *Als Vergeltung sieben Kugeln*. Ich arbeitete mit Walter Matthau zusammen, der gerade von einer Broadway-Bühne gekommen war. Wir standen fast am höchsten Punkt des Forts und feuerten mit Platzpatronen auf die Indianer. Die Stuntmen, die die Indianer spielten, schossen Pfeile ab, die zwölf Zentimeter lange Stahlspitzen hatten, damit sie auch ganz bestimmt im Holz des Forts stecken blieben. Einer zischte eine Handbreit an meinem Kopf vorbei und drang tief in einen Holzpfosten ein, an den ich mich lehnte. Wenige Zentimeter näher und ... na ja, ich bin mir nicht ganz sicher, was passiert, wenn ein Stück Stahl von zwölf Zentimetern in den Kopf eindringt, aber gesund kann es nicht sein.

Im Herbst 1971 drehte ich mit Yul Brynner den Film *Licht am Ende der Welt*. In einer Szene fand ein Kampf auf einem Dach statt. Ich fiel herunter und schlug mit dem Kopf auf einem Felsen auf. Fünf Tage lang lag ich im Koma.

Die nächste Episode begann 1989 in New York. Nach dem Abendessen trafen Anne und ich Frank Sinatra im Jimmy's, einem Nightclub. Ich war 50 Jahre lang mit Frank bekannt. Er war ein charismatischer Mensch, ein starker Trinker und ein starker Raucher. Aber das konnte dieser wunderbaren Stimme anscheinend nichts anhaben. Die Geschichten mit Frank könnten ein eigenes Buch füllen. Aber die niederschmetterndste Erinnerung war, als er unheilbar krank wurde. Ganz kurz nur bekam ich Frank zu sehen, ehe er im Rollstuhl außer Sicht geschoben wurde. Anne und ich gingen häufig zum Pokern rüber zu Barbara (Frank war immer in seinem Zimmer); mit von der Partie waren gewöhnlich Jack Lemmon, Greg Peck, Larry Gelbart und ihre Frauen. Während um den Tisch herum Witze gemacht wurden, fragte ich mich unwillkürlich, was Frank, der im Rollstuhl saß, wohl denken mochte. Erinnerte er sich an die Mädchen, die vor 60 Jahren vor dem Paramount Theatre seinen Namen schrien? Ich weiß noch, wie ich versuchte, mich durch die Menge zu drängen, um zur U-Bahn-Station an der 42nd Street zu kommen. Und hier lebte Frank nun in seinem Kokon. Er kam nie mehr heraus. Es war schwer vorstellbar, wie jemand von so überbordender Vitalität und Begabung so hilflos werden konn-

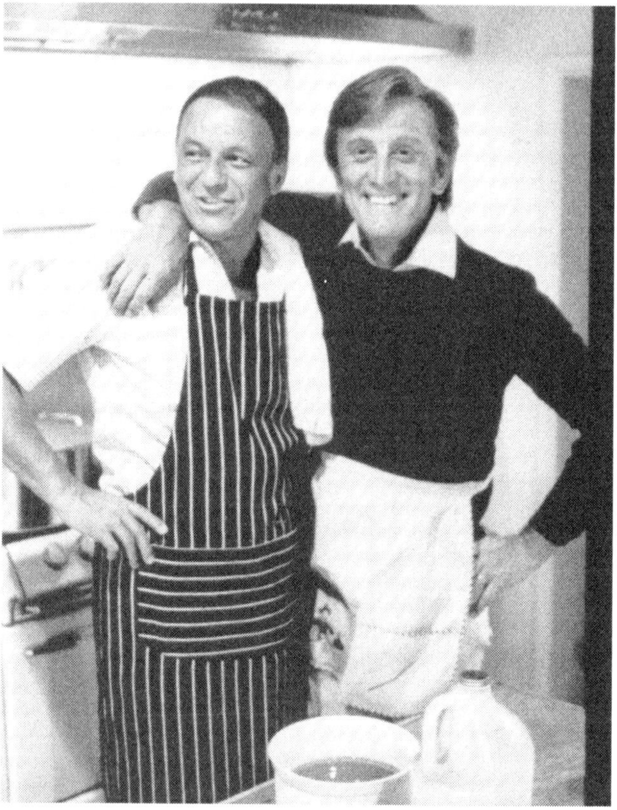

Frank Sinatra beim Kochen zu Annes Geburtstag.

te. Könnte es mir genauso gehen? Aber ich schweife von meiner Geschichte von der Nacht im Nightclub Jimmy's ab. Barbara Sinatra, gescheit wie sie war, ging zu Bett. Ich tanzte mit Anne, als mir plötzlich schwindlig wurde und ich mich nicht mehr auf den Beinen halten konnte. Man musste mir von der Tanzfläche helfen. Frank schalt mich, weil ich nichts vertrug. Anne hatte da ihre Zweifel.

Wochen später waren wir gerade im Chasen's eingetroffen, um mit Freunden zu essen. Als ich mich hinüberbeugte, um der Bekannten einen Kuss auf die Wange zu geben, wurde mir schwindlig, und ich stürzte zu Boden. Ich wurde in die Halle hinausgetragen und auf ein Sofa gelegt. Ein Arzt, der zufällig ebenfalls zum Essen dort war, fühlte meinen Puls. Er flüsterte Anne zu: »Sehr niedrig.« Dann wandte er sich an mich und sagte leise: »Haben Sie keine Angst.« Ich murmelte: »Bringt mich nach Hause.« Klugerweise überging meine Frau diese Bitte und ließ einen Krankenwagen kommen. Auf der Fahrt zum Cedars Sinai Hospital gab der Notarzt mir zwei Injektionen fürs Herz. Später, nachdem mir der Schrittmacher zuverlässig eingesetzt worden war, meinte der Arzt: »Wenn Ihre Frau Sie mit nach Hause genommen hätte, wären Sie gestorben.« Fantastisch.

1991 dann, bloß zwei Jahre später, überlebte ich einen Hubschrauberunfall. In 17 Metern Höhe stießen wir mit einem kleinen Flugzeug zusammen, das gerade abgehoben hatte. Das Flugzeug explodierte, und die beiden Insassen waren auf der Stelle tot. Wir stürzten auf die Rollbahn, und ich wurde mit einem gestauchten Rückgrat sofort ins Krankenhaus gefahren. Während ich dort noch im Bett lag, erfuhr ich, dass die beiden Todesopfer im Flugzeug sehr jung gewesen waren. Der eine, 18 Jahre alt, hatte sich auf den Abschlussball der Highschool in dieser Woche gefreut. Der andere, ein junger Fluglehrer, sollte am selben Abend noch einen Vortrag über »Sicherheit in der Luft« halten. Ich war in den Siebzigern. Ich fühlte mich sehr schuldig. Deshalb schrieb ich an beide Familien, gewiss einen unangemessenen Brief. Ich suchte den Vater des Highschoolabsolventen auf. Wir trafen uns auf demselben Flugplatz. In einer Ecke lagen die Reste des Hubschraubers, ein zusammengedrückter Haufen Metall. Der Vater hatte seinen anderen Sohn dabei, einen hoch gewachsenen, gut aussehenden Jungen. So unzulänglich wie da hatte ich mich noch nie gefühlt. Er sah mich einfach mit einem leichten Lächeln an. Ich fühlte mich sehr schuldbewusst. Was hätte ich ihm sagen können, damit er besser über den Tod seines Sohnes hinwegkäme? Dafür, dass ich am Leben war, kam ich mir wie ein Verbrecher vor.

Nach dem Absturz machte Dr. Goldstein, ein Rückenspezialist, eine Röntgenaufnahme von meiner Wirbelsäule. Als er in meinem Zimmer die Aufnahmen betrachtete, fragte er: »Kirk, haben Sie die gefährlichen Szenen in Filmen selbst gespielt?« – »Ich hab's versucht«, antwortete ich. »Das sieht man«, und während er immer noch auf die Aufnahmen blickte, fuhr er fort: »Das ist der schlimmste Rücken, den ich jemals gesehen habe. Ich würde äußerst ungern operieren, ich wüsste nicht, wo ich anfangen sollte.« Meine Verletzung führte zu immer stärkeren Rückenschmerzen. Monatelang verbrachte ich die meiste Zeit auf dem Fußboden liegend und tat mir Leid. Wenn ich versuchte zu sitzen, schrie ich vor Schmerzen im Rücken auf. Nach einigen Jahren unerträglicher Schmerzen musste Dr. Goldstein dann doch operieren. Er wirkte ein Wunder – die Rückenschmerzen klangen ab. Rasch konnte ich vom Rollstuhl zum Stock übergehen, und schließlich konnte ich sagen: »Schau her, Ma, ich kann gehen.«

Eine Frage habe ich mir oft gestellt. Wenn einer dieser Vorfälle mich an die Schwelle des Todes gebracht hätte, wäre ich dann so mutig gewesen, zu lächeln und meine Mutter zu zitieren: »Hab keine Angst, das geschieht mit uns allen.«

Meine Mutter starb 1958, als ich erst 42 war. Viele Stunden hielt ich ihre zarte Hand, während ich das blasse Gesicht meiner Ma betrachtete. So hatte ich sie immer angeredet – nicht Mum, nicht Momm, nicht Mutter – einfach Ma. Diese Frau, eine Immigrantin aus Russland, die weder lesen noch schreiben konnte, war ihrem Mann, meinem Vater, der sich zwei Jahre zuvor auf den Weg gemacht hatte, nach Amerika nachgereist.

Was für ein schweres Leben hatte sie hinter sich. Ich studierte die ganze Zeit ihr Gesicht. Da schlug meine Mutter die Augen auf und blickte mir ins Gesicht, das voller Angst war. Sie lächelte gütig und drückte sanft meine Hand. Ihre Augen, fast schwarz in dem weißen Gesicht, schienen durch mich hindurchzusehen. Sie flüsterte: »Hab keine Angst, das geschieht mit uns allen.« Sie holte tief Luft und atmete aus. Die Luft entwich ihrem Mund wie aus einem langsam schrumpfenden Ballon. Sie hörte auf zu atmen.

Noch immer höre ich irgendwo tief in mir das Echo ihrer letzten überraschenden Worte. In ihren letzten Augenblicken sorgte sich meine Mutter um mich. Sie war eine wahre Mutter, die sich bis zum Ende ihres Lebens um mich kümmerte.

Jetzt, während ich in meinem Krankenhausbett liege, frage ich mich: Was geschieht, wenn man stirbt? Könnte ich meine Mutter wieder sehen? Das würde mir gefallen.

Aber vielleicht tritt man nach dem Tod vor jenen sagenhaften Mann mit langem Bart, der auf einem Thron sitzt. Armselig und ängstlich steht man vor ihm. Dann fragt man: »Ist das der Himmel?« Und er brüllt einen an: »HIMMEL! Von dort bist du gerade gekommen!«

Und während man große Augen macht, fährt er fort: »Undankbarer! Haben dir der Sonnenaufgang, der Sonnenuntergang, der Mond und die Sterne nicht gefallen? Hast du dich nicht über Berge, Wälder, Flüsse und Bäche gefreut, die ich dir schenkte?« Ich stehe stumm da, während die Stimme brüllt: »Hast du die duftenden Blumen und Früchte und Pflanzen nicht gemocht, die ich dir gab? Und als ich diese Gewächse mit Regen nährte, hast du dich beklagt, weil du nicht Golf spielen konntest. Undankbarer! Das war der Himmel!«

Und dann wage ich zu fragen: »Aber was für ein Ort ist dann das hier?«

Er lacht: »Das ist die Recyclinganlage. Hier wirst du wieder zu Erde.« Ich stand da und starrte ihn an.

»Verstehst du nicht? Denn du bist Erde und sollst zu Erde werden.«

Er hätte nicht zu brüllen brauchen.

3. Inventur

In meinem Zimmer zu Hause wurde ein Krankenhausbett aufgestellt, das bald zu meinem Kokon wurde. Hier empfand ich keine Angst. Ich schaute mich im Zimmer um. Hier hatte sich alles abgespielt. Der Stuhl, auf dem ich an meinem Schreibtisch saß. An der Wand hing Chagalls Bibelserie. Die Bilder trösten mich. Geradeaus vor mir steht mein Bücherschrank mit Büchern, die ich gelesen hatte, alle von den Autoren signiert. Auf dem obersten Brett sind die Drehbücher zu allen Filmen aufgereiht, die ich gemacht habe, jedes in schwarzes Leder gebunden. Über 80 sind es. Wie viele tausende Wörter werden das zusammen sein? Früher einmal sprach ich alle diese Wörter ohne Mühe. Wie viele Wörter werde ich jetzt noch aussprechen können? Ich bin ein 80 Jahre alter Mann mit einem Schlaganfall. Ich bin Schauspieler, und ich kann nicht sprechen. Ist dies das ENDE? Vielleicht könnte ich bei Marcel Marceau in die Lehre gehen und Pantomime werden, aber dieser Einfall brachte mich nicht zum Lachen. Ich hatte es satt, den großen, starken, harten Burschen zu geben. Ich begann zu weinen. Durch meine Tränen schien das Zimmer dunkler zu werden, eine dicke schwarze Wolke verschlang mich. Ich weinte und weinte, bis mein Kopfkissen nass von Tränen war. Die beiden Hunde spitzten die Ohren und beobachteten mich. In ihren Augen glaubte ich Mitgefühl zu sehen. Sie sprangen auf das Bett. Danny leckte mir das Gesicht ab, während Foxy ganz still lag. Aber ich wollte niemanden sehen. Ich wollte von niemandem gesehen werden. Wozu ist ein Schauspieler nütze, der nicht sprechen kann?

So lag ich lange da, im Dunkeln, den Kopf im Kissen vergraben, fast wie im Koma. Manchmal kamen meine Frau, meine Söhne, Freunde herein, um mich zu besuchen, aber ich sah sie nicht. Ich hörte sie nicht. Mitunter wusste ich nicht, ob es Tag oder Nacht war. Mir war, als befände ich mich in einer schwarzen Höhle tief unter der Erdoberfläche. Mit geschlossenen Augen lag ich einfach da und schluckte fortwährend die Spucke, die mir aus dem Mund rann. Das Kinn wischte ich mit dem Laken ab.

Ich hatte über Menschen gelesen, die an Depression litten: Ich hatte darüber gespottet. Hör auf zu jammern und nimm ein Aspirin. Wie dumm war ich gewesen. Hier lag ich, ein einziges Häufchen Elend, und tat mir Leid. Ich fühlte mich so hilflos, so nutzlos. Nie wieder werde ich einen Film drehen, nie wieder werde ich ein Buch schreiben. Werde ich jemals wieder sprechen können? Alles schien hoffnungslos, so hoffnungslos. Tag für Tag tat ich nichts als in diesem schwarzen Loch zu liegen, das nur noch kleiner und dunkler zu werden schien.

Mühsam zog ich mich im Bett hoch und wankte ins Bad. Ich wagte einen Blick in den Spiegel. Mein Gesicht war mit ungleichmäßig gewachsenen weißen Stoppeln bedeckt. Die Zunge war dick. Ich konnte den Speichel nicht schnell genug schlucken, sodass er ständig aus dem rechten Mundwinkel tropfte, der schlaff herabhing. Mein Gesicht war verzerrt. Ich konnte nicht mehr aufhören zu weinen, so tiefe Scham, solchen Ekel empfand ich. Ich war mir selbst zuwider.

Ich ging zu meinem Schreibtisch rüber. In der unteren Schublade liegt die Pistole, die ich in *Zwei rechnen ab*, einem gemeinsam mit Burt Lancaster gedrehten Film, benutzt hatte. Ich nahm sie heraus. Wir hatten zusammen wunderbare Erlebnisse gehabt. Ich schmunzelte, als ich eine Vision von Burt heraufbeschwor, wie er mich bei irgendeiner Preisverleihung vorstellte. »Kirk Douglas wäre der Erste, der zugäbe, er sei ein schwieriger Mensch. Und ich wäre der Zweite.«

Unser letzter Film war *Archie & Harry – Sie können's nicht lassen*. Ich legte die Pistole zurück. So harte Burschen wie in dem Film waren wir gar nicht. Ich erinnere mich an die Proben zu einem Theaterstück »Boys in Autumn«. Burt lag sehr viel an dem Stück. Viel mehr als mir. Es beruhte auf den Figuren Tom Sawyer und Huckleberry Finn, allerdings 50 Jahre älter. Bei der Probe gerieten wir in Streit (wie so oft). Ich beschloss, das Stück nicht zu machen, und ging weg. Burt lief hinter mir her und hielt mich fest. Ich war ganz verblüfft. Ihm liefen Tränen über die Wangen. Er bat mich inständig, nicht auszusteigen. Wir führten das Stück dann sechs Wochen lang in San Francisco auf. Nein, so hart waren wir nicht.

Völlig überraschend brach Burt zusammen, während er im Krankenhaus einen Freund besuchte. Diagnose: Schlaganfall. Er lebte noch vier Jahre als stummer Invalide. Wohin gingen seine Gedanken, während er so hilflos im Rollstuhl saß? Dachte er an die Zeit, als wir zusammen durch die Wüste galoppierten? Erinnerte er sich an das Lied und die Tanzschritte, die wir bei den Oscar-Verleihungen mach-

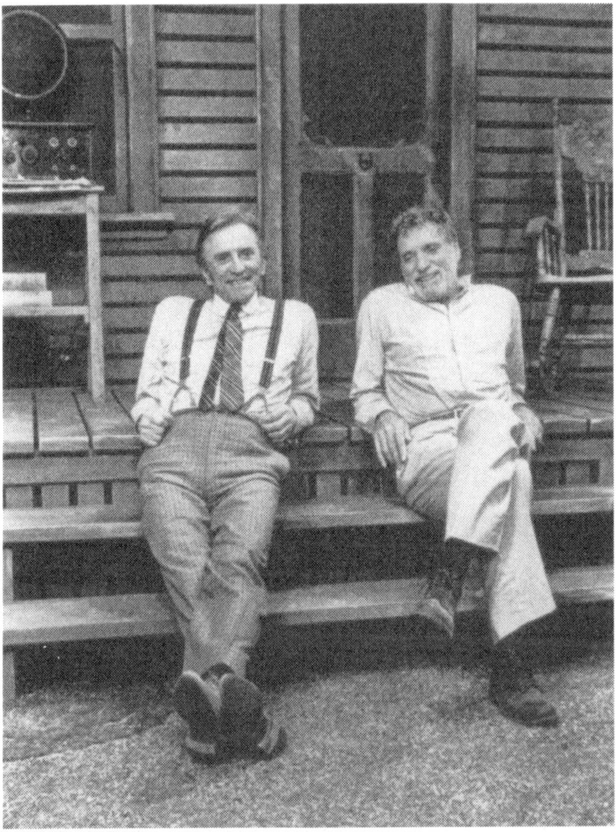

Mit Burt Lancaster in dem Stück »Boys in Autumn« *in San Francisco. Wir waren ein Hit!*

ten – »Es ist so wunderbar, nicht nominiert zu werden!«? Oder an unseren großen Hit im Londoner Palladium – »Vielleicht ist's, weil ich Londoner bin, dass ich London so liebe!«? Damals waren wir so sportlich. Ich stieg auf seine Schultern und zog den Bowler, dann sangen wir den Schlusssong und endeten mit einem Purzelbaum.

Ich hatte keine Möglichkeit, mich von Burt zu verabschieden. Das brachte mich zum Weinen. Seine Frau wollte mir nicht erlauben, ihn zu besuchen, weil sie befürchtete, es würde ihn bedrücken. Doch andere, die ihn aufsuchten, waren sich nicht sicher, ob er sie wieder erkannte. Hätte er, wenn er in der Lage gewesen wäre, nicht vorgezogen, diesen peinlichen Zustand zu beenden? Nein, darauf werde ich nicht warten.

Wieder nahm ich die Pistole in die Hand. In einer anderen Schublade hatte ich eine Schachtel mit Kugeln. Ich nahm zwei heraus und schnippte mit der anderen Hand die Pistolenkammer auf. Dann lud ich die Waffe und betrachtete sie. In den Mund oder an die Schläfe?

Ich steckte den langen Lauf der Pistole in den Mund, und er stieß an meine Zähne. »Au!« Durch meine Zähne zuckte ein Schmerz, und ich zog die Pistole heraus.

Ich musste lachen. Ein Zahnschmerz verzögerte meinen Tod. Ich lachte hysterisch. Mir war, als spielte ich eine Rolle in einem Film. »Zu viele Filme, zu viele Filme.« Ich lachte immer weiter. Fifi klopfte an die Tür. »Alles in Ordnung, Mr. D?« – »Ja, Fifi, schon gut.« Aber ich konnte nicht aufhören zu lachen. Fifi tauchte in der Tür auf und sah mich an. Als sie mich zum letzten Mal gesehen hatte, vor wenigen Stunden, war ich ein mürrischer Invalide im Bett gewesen. Übrigens ist Fifi weit mehr als eine Haushälterin. Nach 39 Jahren gehört sie zur Familie. Zum Beispiel suchte ich eines Tages im Kleiderschrank nach meiner Lieblingsfreizeithose. »Fifi«, rief ich, »wo ist die Hose, die ich immer trage?«

Ihre Antwort: »Ich hab sie weggeworfen!«

»Was? Warum?«

»So eine Hose können Sie doch nicht anziehen! Sie ist zu alt.« Ich war sprachlos.

An jenem Tag in meinem Zimmer mit der Pistole rettete mich mein Humor. Selbstmord! Was für eine egoistische Tat. Ich dachte an die Menschen, die ich trauernd zurückließe. Meine Frau, meine Söhne, vielleicht den einen oder anderen Freund. Und was für eine Schweinerei müsste Fifi beseitigen! Ich legte die Pistole weg.

Schuldbewusst zog ich mich schnell wieder in meinen Kokon zurück. Ich zog die Bettdecke über mich. Hier fühlte ich mich sicher. Draußen lauerte Gefahr.

Es muss augenblicklich tausende Schlaganfallopfer geben, die aufgegeben haben. Einige schreiben mir. Sie gehen nicht aus dem Haus. Sie versuchen nicht, Kontakte zu pflegen. Sie haben vergessen, wie man lacht. Sie tun rein gar nichts und warten ... worauf?

4. Schlaf, Schlaf, unschuldiger Schlaf

Ich hatte jede Menge Zeit zum Nachdenken, während ich da lag und an die Decke starrte, Tag für Tag, Nacht für Nacht. Die Ärzte hatten Bedenken, mir mehr Medikamente zu geben, aber ich fand eine Möglichkeit, dieses Problem zu lösen. Tagsüber durchsuchte ich meinen Kopf nach einem Gedanken, an dem ich mich vor dem Einschlafen freuen könnte. Wenn ich eine angenehme Erinnerung fand, versteckte ich wie ein Hund meinen Lieblingsknochen, um später daran zu nagen. Nachts rückte ich mir die Kissen zurecht, machte es mir bequem und ließ meine Fantasie fast 75 Jahre zurückwandern.

Ich bin sechs Jahre alt, ganz allein mit meiner Mutter in der Küche. Es ist Winter. Das Feuer prasselt im Herd. Meine Mutter summt ein Lied vor sich hin, während sie im Topf rührt. Das Beste aber ist, dass meine Schwestern in der Schule sind und das Baby schläft. Ich bin glücklich; ich habe meine Mutter ganz für mich. Ich blicke aus dem Fenster. Es schneit.

»Ma, woher kommt der Schnee?« Meine Mutter hört nicht auf zu rühren: »Das machen die Engel, die die Himmelsveranda fegen.« Mann, muss der Himmel ein reinlicher Ort sein, denke ich für mich – Engel, die den Schnee fegen, der still auf die kalte Erde fällt. Im Haus ist es warm. Ich sehe meine Mutter ein Stück Holz in den Herd nachlegen. Das Feuer prasselt – wir sind allein, und ich bin glücklich. Mir graust vor der Stunde, wenn meine Schwestern nach Hause kommen.

»Ma, wie wurde ich geboren?«

Meine Mutter blickt über die Schulter, während sie noch immer Zwiebeln in den Topf schneidet.

»Also, wie wurde ich geboren, Ma?«

Ma wischt sich die Hände an der Schürze ab, kommt zu mir und schließt mich in die Arme. »Es war ein Morgen genau wie heute«, und sie zeigt zum Fenster. »Schnee und kalt.«

Sie zögert, aber ich dränge sie: »Und weiter?«

»Ich kochte das Mittagessen für deine Schwestern, die in der Schule waren.« Meine Mutter steht auf, geht zum Spülstein und beginnt, Kartoffeln abzubürsten.

»Und was dann?«, dränge ich sie.

»Na ja, ich hörte draußen ein Geräusch. Ich rieb die Eisblumen von der Fensterscheibe ab und schaute hinaus.

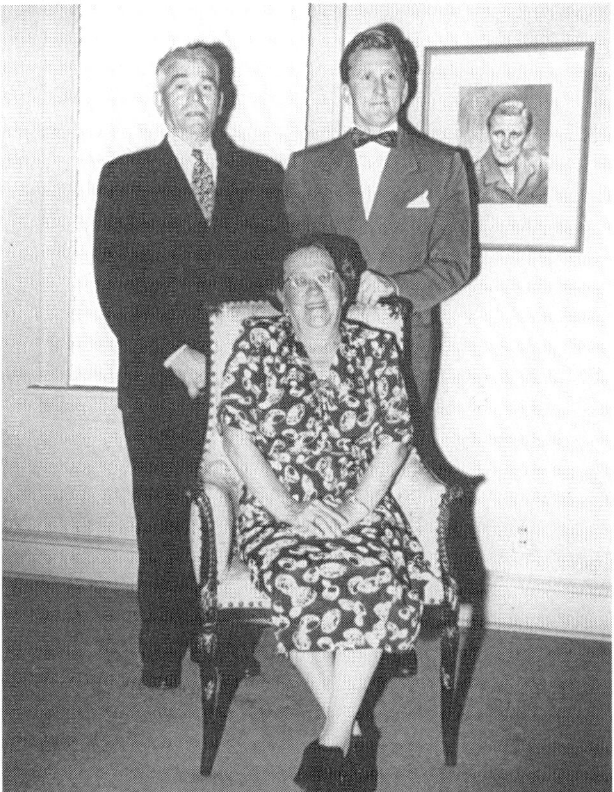

Pa, der mir nie einen Klaps auf die Schultern gab – Ma, die nie damit aufhörte.

Was für eine Überraschung.« Sie ist noch immer mit den Kartoffeln beschäftigt.

»Was hast du gesehen? Was hast du gesehen?«

Mit einem Seufzer kommt Ma zu mir zurück, nimmt mich wieder in die Arme und drückt mich an sich. »Ich sah ein goldenes Kästchen ein Stück über der Erde schweben, an den Ecken von vier silbernen Schnüren gehalten, die hinauf bis in den Himmel reichten.«

»Toll! Was hast du gemacht?«

»Ich warf ein Tuch über und lief hinaus. Es war ein glänzendes goldenes Kästchen mit Blumenschnitzereien und die silbernen Schnüre glitzerten.«

»Hast du es aufgemacht? Hast du es aufgemacht?« Vor Aufregung hielt ich die Luft an.

Und sie nickt.

»Was war darin?«

Ma dreht sich mit einem breiten Lächeln zu mir um. »Du.«

»ICH?!«

»Ja, nackt und rot. Ich wickelte dich in das Tuch und trug dich schnell ins Haus, um dich am Herd aufzuwärmen.«

So also wurde ich geboren. Ich bin überwältigt.

»Und was ist aus dem goldenen Kästchen geworden – wo ist es?«

Meine Mutter nimmt mein Gesicht in beide Hände und sieht mich an. »Ich war so glücklich, dich zu finden, dass ich gar nicht mehr an das Kästchen dachte, und als ich später nachsah, war es verschwunden.«

»Mann, Ma, du hättest aufpassen sollen.«

Genau in diesem Augenblick stolpern meine Schwestern ins Haus, stampfen mit den Schuhen auf, um den

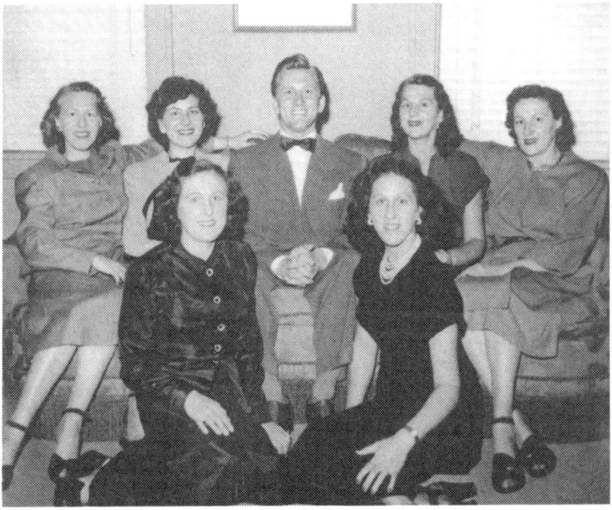

Mit meinen sechs Schwestern, drei älter, drei jünger: Kay, Ruth, Fritzie, Ida, Maria und Betty.

Schnee abzuschütteln, und reden alle auf einmal. Ich bin wütend. Ohne sie war es so friedlich. Ich wollte noch mehr Fragen stellen.

Und dann schlief ich ein, eingekuschelt in ein goldenes Kästchen.

Als mir die schönen Augenblicke mit meiner Mutter ausgingen, versuchte ich, eine angenehme Erinnerung an meinen Vater zu finden – Pa, der mir nie einen Klaps auf den Rücken gab. Ich suchte und suchte in der Vergangenheit. Bloß eine einzige Erinnerung mit meinem Vater, die meine Ängste zum Schweigen brächten, wenn ich da in der dunklen Nacht in meinem Bett lag. Ich fand keine einzige. Ich gab es auf.

Während ich eines Tages mit meiner Sprachtherapeutin arbeitete, schlug sie vor, ich sollte das Lippen- und Zungengewebe mit Eis stimulieren. Sie erklärte, ich könnte auch kalte Eiskreme nehmen. Eiskreme! Heureka! Ich hatte den Augenblick gefunden. Den ganzen Tag lang suchte ich diese Erinnerung an Eiskreme und meinen Vater zusammen.

An jenem Abend machte ich es mir schnell im Bett bequem, schloss die Augen und ließ die Gedanken wandern.

Ich sah den Vorhang meiner Schulbühne aufgehen. Da stand ich – acht Jahre alt, mit einer schwarzen Schürze bekleidet, die Ma für mich genäht hatte. Ich spielte einen Schuster, der ein Lied singt, während er an einem Schuh arbeitet. »Ich bin Täcks Hammer, der Schuhmacher.«

Sophie, ein dickes Mädchen von sieben Jahren, spielte meine Frau, die fleißig auf einem von einer brennenden Glühbirne beheizten Herd das Abendessen kochte. Ich hatte zu viel zu arbeiten. Aber als meine Frau und ich schliefen, erschienen Zwerge und erledigten einen großen Teil der Arbeit.

Das war mein erster Auftritt auf einer Bühne. Das Publikum war von den kleinen Thespisjüngern begeistert und applaudierte freigebig.

Ohne mein Wissen war mein Vater in die Schule gekommen, stand hinten im Raum und sah sich das Stück an. Ich war sehr überrascht, nach dem Ende der Vorstellung meinen Vater zu treffen. Er hatte nie Interesse an meinem Tun und Treiben als Kind erkennen lassen.

Diesmal nahm er meine kleine Hand in seine große, schwielige Pranke und kaufte mir eine Tüte Eis. Was für eine Freude, als er mich nach Hause brachte und meine eine Hand seine hielt, während ich mir mit der anderen Eis in den Mund stopfte.

5. Depression – wehe mir

Ich sitze hier schreibend an meinem Schreibtisch – oder sollte ich kritzelnd sagen? Ein Schlaganfall macht die Handschrift nicht gerade besser. Fifi, unsere Haushälterin, kommt ins Zimmer. Wortlos stellt sie eine wunderschöne Vase mit Blumen vor mich. Rosen, frisch geschnitten im Garten unter meinem Fenster. Normalerweise genieße ich den Anblick dieser üppigen Blüten mit ihrem überwältigenden Duft. Jetzt, in dieser depressiven Phase, standen die Blumen zwar immer da, aber ich konnte sie nicht sehen.

(Übrigens ist Fifi kein französisches Dienstmädchen mit Spitzenschürzchen. Sie kam als junges Mädchen aus Deutschland zu uns. Richtig heißt sie Elfriede, aber mein jüngster Sohn Eric konnte das nicht aussprechen. Er nannte sie Fifi. Und bei Fifi ist es 37 Jahre lang geblieben.)

Es war, als trüge ich Scheuklappen. Mit meinem eingeschränkten Blickfeld war ich tief in meiner

Depression versunken, deren eigentlicher Kern Selbstmitleid war. Es war verheerend.

Natürlich gab es auch Zorn und Verzweiflung und vor allem Angst. Aber diese Gefühle betrafen nur mich, ohne jeden Gedanken an die Außenwelt. Ich dachte an nichts anderes als an mein Leid: Wie konnte mir dies widerfahren? Meine Frau und die Söhne taten das Menschenmögliche, um mir zu helfen, damit fertig zu werden, aber ich hörte nicht zu. Es kam mir nie in den Sinn, an die Probleme anderer Menschen zu denken.

Wenigstens war ich auf der Höhe der Mode. Von Depression spricht man fast wie von einer »Designer-Krankheit«, und neue Mittel auf dem Markt garantieren, die dunklen Schatten wieder in rosarote Töne zu verwandeln. Die Wissenschaftler untersuchen, was sie auslöst: ein Zustand der Hilflosigkeit, geringes Selbstwertgefühl, Lebensüberdruss, posttraumatischer Stress, ein undefinierbarer innerer Schmerz.

Meine Hunde Danny und Foxy bringen viel Zeit in meinem Zimmer zu, auf dem Boden liegend oder zusammengerollt bei mir im Bett. Eines Tages hörte ich Foxy stöhnen und winseln. Ich schlug die Augen auf und sah ihn vor der Tür stehen, von wo aus er mich bittend ansah. Ich stand

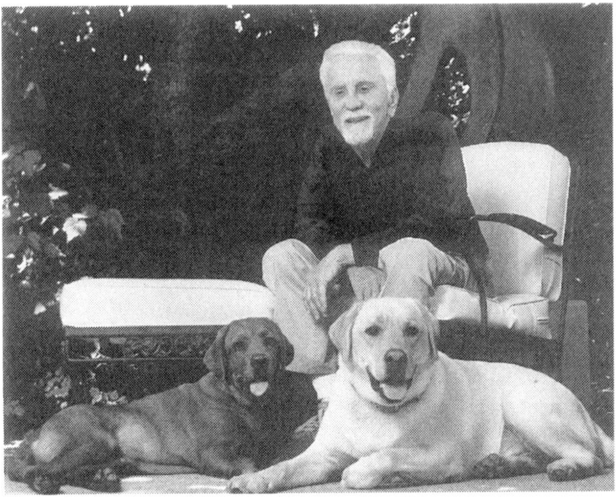

Meine zwei treuen Freunde Foxy und Danny.

auf, machte die Tür auf, und er ging schwanzwedelnd hinaus.

Ich war verblüfft. Es war eine Offenbarung. Meine Hunde, die stets da waren, um mir zu helfen, brauchten ebenfalls Hilfe. Menschen brauchen Hilfe. Und ich liege im Bett und akzeptiere oder ignoriere die Hilfe, die sie mir zukommen lassen. Ich fand die eine Sache, die mich aus meinem Selbst herausreißen konnte, aus meiner Traurigkeit, aus meiner Angst und aus meiner Dunkelheit: andern zu helfen. Das gab mir Hoffnung und Mut. Während des Religionsunterrichts bei Rabbi Wolpe erinnerte ich mich an die Geschichte des Rabbiners von Chabad, der auch einen Schlaganfall erlitten hatte, bevor er starb. Er sagte, Depression habe mit der Angst der Seele zu tun. Er schrieb: »Sind Sie jemals ohne ersichtlichen Grund in Tränen ausgebrochen und haben sich tieftraurig gefühlt? Das ist die leise Stimme Ihrer Seele, die nach Aufmerksamkeit schreit, die verlangt, mit mindestens der gleichen Sorgfalt genährt zu werden, wie Sie Ihren Körper nähren.«

Die Welt ist voller Menschen, denen das eine oder andere Unglück widerfahren ist. Das Einzige, was einen von den andern unterscheidet, ist der Wunsch und der Versuch, anderen Menschen zu helfen. Menschen, die über ihren Schmerz hinaus die Hand ausstrecken, auf vertrauensvolle Weise in die Welt hinaus, diese Menschen sind diejenigen, die den Unterschied ausmachen. Nietzsche sagte: »Ist man über das ›Warum?‹ seines Lebens mit sich im Reinen, so gibt man dessen ›Wie?‹ leichten Kaufs dahin.«

6. Präsidenten

Ich bewundere Ronald Reagan. Als er erfuhr, dass er die Alzheimerkrankheit hatte, brachte er den Mut auf, einen Brief an die Welt zu schreiben. Dieser mutige Schritt, so offen über eine Krankheit zu sprechen, die ihn unausweichlich besiegen würde, half so vielen anderen Menschen, nicht nur denen, die selbst an dieser tückischen Krankheit leiden, sondern auch ihren Freunden und ihrer Familie.

1997, ein Jahr nach meinem Schlaganfall, begründete ich eine Abteilung für Alzheimerkrankheit im Motion Picture Home. Ich nannte sie Harry's Haven nach meinem Vater, obwohl dieser nicht an der Krankheit litt.

Meine Freunde meinten, Harry's Haven höre sich nach einer Kneipe an, aber damit hatte ich kein Problem. Pa brachte viel Zeit in Kneipen zu.

Diese Abteilung richtete ich nicht so sehr für die von dieser schrecklichen Krankheit betroffenen Menschen ein, sondern für ihre Familien. Können Sie sich vorstellen, jeden Tag mit einer geliebten

Person zusammen zu sein, die nicht weiß, wer Sie sind? Sie kann keine Erinnerungen an die Vergangenheit mit Ihnen teilen und hat kein Bewusstsein von Gegenwart oder Zukunft.

Anne trifft sich oft mit Mrs. Reagan zum Lunch. So bekam ich flüchtige Einblicke in das Leben, das sie erdulden muss.

Doch der Präsident, der im Unglück am meisten für die Behinderten getan hat, war Franklin Delano Roosevelt. FDR war unser einziger Präsident mit drei Amtsperioden in Folge. Er übte sein Amt während der stürmischsten Jahre in unserer Geschichte aus – die Nachwirkungen der Weltwirtschaftskrise, der Zweite Weltkrieg, die Entwicklung der Atombombe – und er besaß dennoch die Energie, sich mit innenpolitischen Problemen auseinander zu setzen. Das alles tat er von einem Rollstuhl aus.

In seiner Jugend war Roosevelt ein sehr aktiver Sportler, der Golf und Tennis spielte, auf die Jagd ging und schwamm. 1921 erkrankte er an Kinderlähmung, wonach seine Beine gelähmt blieben. Von da an bis zu seinem Tod (er starb überraschend an einer Gehirnblutung, d.h. an einem Schlaganfall) musste er einen Rollstuhl benutzen. Wenn er eine Rede halten musste, stand er mithilfe versteckter Krücken auf. Er entwarf für sich eine Vorrichtung aus einem Küchenstuhl, der auf die Räder eines Dreirads montiert war. Viele Amerikaner wussten nichts davon, weil sie ihn nie im Rollstuhl sahen. Heute wäre das nicht mehr möglich. Aber damals waren die Medien rücksichtsvoller und machten nie Aufnahmen, die seine Behinderung zeigten.

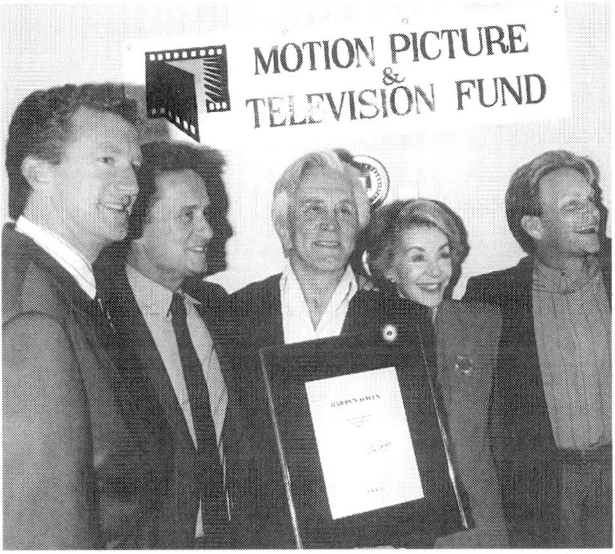

Mit meiner Familie bei der Eröffnung der Abteilung für Alzheimerkrankheit, die ich zu Ehren meines Vaters Harry's Haven nannte.

Viele Menschen meinten, die Verheimlichung dieser Lähmung habe den Behinderten einen Bärendienst erwiesen. Das wollten sie korrigieren. Fünfundfünfzig Jahre nach seinem Tod wurde der berühmte Bildhauer Robert Graham beauftragt, eine Statue des Präsidenten im Rollstuhl zu entwerfen. Selbstverständlich gab es einen Aufschrei – pro und kontra –, doch Graham vollendete die Statue des Präsidenten auf seinem selbstgebauten Rollstuhl, mit nach oben gerichtetem Gesicht, aber ohne die übliche Zigarette. Dieses Bronzeporträt eines trotzigen Franklin Delano Roosevelt wurde im FDR Memorial enthüllt. Graham hat ein Kunstwerk entworfen, das die Amerikaner beflügelte, besonders die Behinderten. In ganzen Gruppen strömten sie zu dieser Gedenkstätte nahe dem Potomac River, um den Mann zu sehen, der alles vom Rollstuhl aus geleistet hatte.

Präsident Clinton, der an der Enthüllung teilnahm, bemerkte, besonders gefalle ihm die geringe Höhe des Kunstwerks, sodass Rollstuhlfahrer es anfassen könnten, und das taten sie dann auch ausgiebig. Als Präsident Clinton die Statue der Öffentlichkeit übergab, bezeichnete er Roosevelt als einen »unglaublich tapferen Mann, dessen Behinderung ihn freier machte, sodass sein Geist sich emporschwingen und sein Land überleben und aufblühen konnte«.

Hannah McFadden, eine albanische Immigrantin, die mit einer Beinmissbildung geboren wurde, drückte es am besten aus, als sie die Statue berührte: »Das bedeutet, dass Menschen auf Krücken und im Rollstuhl alles erreichen können!«

An der Wand hinter der neuen Skulptur von FDR stehen die Worte seiner Frau Eleanor: »Franklins Krankheit ... gab ihm die Kraft und Tapferkeit, die er vorher nicht gehabt hatte ... und grenzenlose Geduld und nie endende Beharrlichkeit.«

Der Kongressabgeordnete Jim Langevin aus Rhode Island, der erste an Armen und Beinen vollständig Gelähmte, der in den Kongress gewählt wurde, äußerte bei der Enthüllung: »Dies ist ein Heiligtum für Menschen, die auf die eine oder andere Art schwierige Situationen in ihrem Leben bewältigt haben.«

Ach, wie viel verdanke ich diesen Menschen, die viel stärker sind als ich. An ihre Leistungen zu denken half mir so sehr. Manchmal im Leben legt uns Gott Hindernisse in den Weg, damit wir sie überwinden, um stärker zu werden.

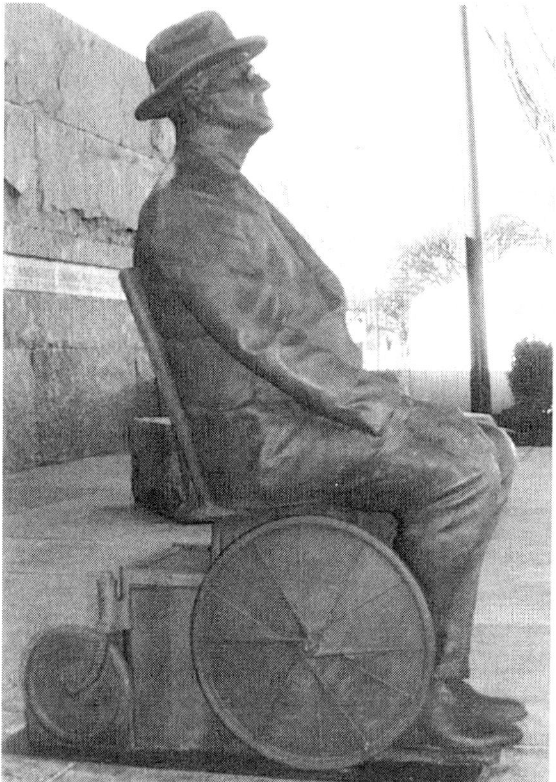

Rollstuhlfahrer Franklin Delano Roosevelt wurde dreimal zum Präsidenten der Vereinigten Staaten gewählt – und die Welt hörte auf ihn. (© Brewster Thackery for the National Organization on Disability)

7. Kleine Helden

Der Mut so vieler prominenter Persönlichkeiten, die offen zu ihren Behinderungen stehen, um anderen zu helfen, beflügelt mich. Ich bin stolz, dass es in meinem Beruf davon so viele gibt.

Mike Wallace litt jahrelang an Depression. Er war selbstmordgefährdet. Diagnose: Depression mit unbekannter Ursache. Mutig sprach er im landesweiten Fernsehen offen über seine Krankheit, ein Versuch, anderen zu helfen.

Tipper Gore, die Frau des Vizepräsidenten Al Gore, hat ebenfalls über ihre depressiven Phasen gesprochen. Ich bewundere diese attraktive, mutige Frau. Sie wagte es, offen über ihre Probleme zu reden, um anderen Menschen zu helfen.

Dann denke ich an den wunderbaren Christopher Reeves, der im Rollstuhl ermutigende Worte mit anderen wechselt, der seine ganze Energie und Kraft investiert, um eine Möglichkeit zu finden, den Schaden rückgängig zu machen, den Menschen mit Rückenmarksverletzungen erlitten haben.

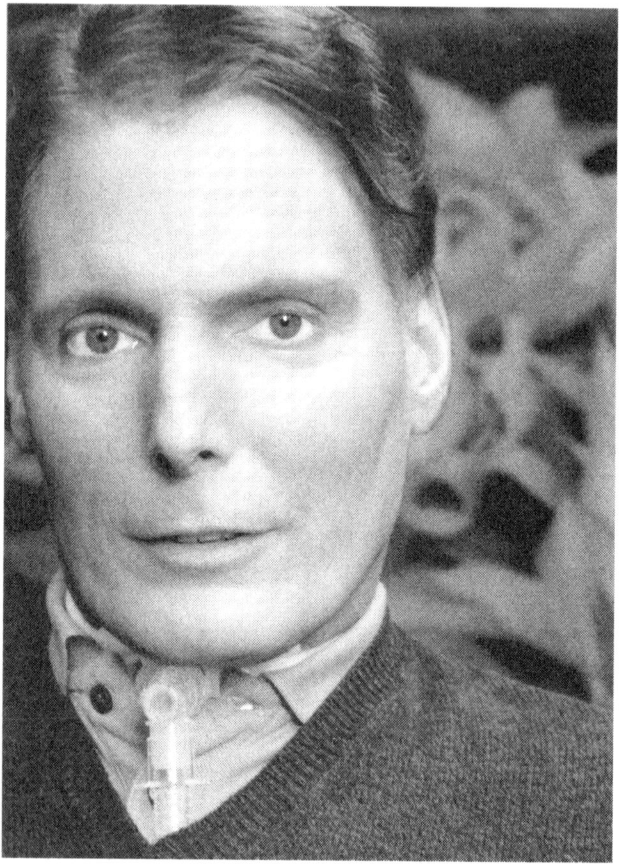

Christopher Reeves, ein wahrer Held, der sein Leben anderen hilfsbedürftigen Menschen gewidmet hat. (© Don Flood)

Mühsam, aber optimistisch findet Reeves deutliche Worte auf seiner Kampagne, ein Heilmittel zu finden.

Voller Stolz betrachte ich meinen Freund Michael J. Fox. Vor einigen Jahren drehten wir einen Film zusammen, *Greedy*. Er ist so vital, so humorvoll. Die gemeinsame Arbeit hat uns Spaß gemacht. Jetzt kämpft er gegen die Parkinsonkrankheit an, aber er ergeht sich nicht in Selbstmitleid. Er hilft anderen.

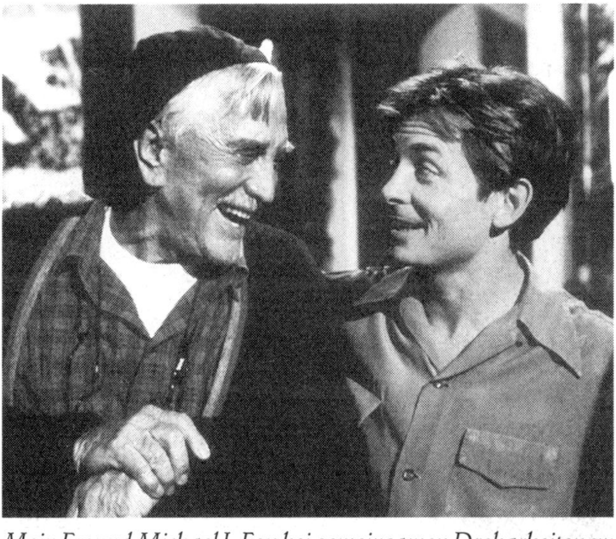

Mein Freund Michael J. Fox bei gemeinsamen Dreharbeiten zu dem Film »Greedy«.

Ich erinnere mich, wie ich vor Jahren, 1949, Patricia Neal zur Premiere von *Fountainhead* begleitete, einem Film, den sie mit Gary Cooper gedreht hatte. Ich brachte sie nach Hause und küsste sie zum Abschied, leidenschaftlich, wie ich mich erinnere, und oft. Ein eifersüchtiger Gary Cooper beobachtete uns von der anderen Straßenseite. Als ich das bemerkte, war es mir peinlich. Ich bewunderte Gary Cooper sehr. Drängte ich mich etwa in ihre Beziehung ein? Über lange Zeit hatte ich deswegen ein schlechtes Gewissen. Er war in sie verliebt, aber er war verheiratet.

Ich hatte Patricia sehr gern. Sie war jung, schön und stark. Sie kam über die Sache mit Gary Cooper hinweg, dessen Frau sich niemals hätte scheiden lassen, und heiratete den Schriftsteller Roald Dahl. Wer hätte die späteren tragischen Ereignisse vorausahnen können? Den Tod ihrer kleinen Tochter, nicht einen, sondern drei um ein Haar tödliche Schlaganfälle. Ich besuchte sie. Verschwunden war die vitale Person mit dem kehligen Lachen: Sie war völlig gebrochen. Wie furchtbar, dachte ich, einen Schlaganfall zu bekommen. Doch Patricia gab nie auf, und innerhalb von fünf Jahren hatte sie diese Tragödien überwunden und begann wieder zu arbeiten.

Stephen Hawking gilt als der hervorragendste theoretische Physiker seit Albert Einstein. Mit seinem Bestseller *Eine kurze Geschichte der Zeit* hat er auch außerhalb der Universitäten eine enorme Wirkung gehabt. Verkrüppelt infolge der Lou-Gehrig-Krankheit ist er an den Rollstuhl gefesselt und verwendet einen Computer zum Sprechen.

Zu seinem Arbeitspensum gehören Auftritte an Universitäten in der ganzen Welt. Seine Reden sind brillant und mit Humor gewürzt. Ich freue mich darauf ihn kennen zu lernen, wenn er an der Universität von Kalifornien in Santa Barbara spricht, nicht weit von meinem Zuhause in Montecito. Ich hoffe, mit ihm ins Gespräch zu kommen.

Ich las ein Buch mit dem Titel *Schmetterling und Taucherglocke* von dem Franzosen Jean Dominique Bauby. Er war Anfang 40, der tatkräftige Herausgeber der Zeitschrift *Elle*, als er als Folge eines Autounfalls einen schweren Schlaganfall erlitt. Danach war er vollständig und bleibend gelähmt. Er war ein Gefangener in einem trägen Körper, nicht imstande zu sprechen. Eine einzige Bewegung konnte er machen, nämlich mit dem linken Auge blinzeln, während das andere Auge gelähmt war.

Mit qualvoller Geduld ersann er einen durch Blinzeln mitgeteilten Buchstabencode, indem er mit »e«, dem häufigsten Buchstaben, begann und mit »w« endete. Fleißig arbeitete er jeden Tag mit einer Kollegin zusammen. Heraus kam dabei dieses Buch, ein Bericht über seine innersten Empfindungen. Er fühlte sich, als wäre sein Körper eingesperrt in einer Taucherglocke, seine Gedanken dagegen wie ein Schmetterling in ständiger Bewegung. Er bezeichnete es als »Locked-in-Syndrom«. Er schrieb: »Vorerst wäre ich der glücklichste Mensch, wenn es mir gelänge, den übermäßigen Speichel herunterzuschlucken, der ständig in meinem Mund zusammenläuft.« Sein Buch steckt voller Humor, aber das Mitleid erregende scheint immer durch. Stellen Sie sich die missliche Lage eines Menschen vor, der schreibt: »Ich kann ziemlich diskret weinen. Dann sagt man, mein Auge träne.«

Zusammen mit Millionen anderen Zuschauern sah ich Barbara Walters Dudley Moore interviewen. Wie gern ich ihn Klavier spielen hörte! Vor Jahren sah ich Dudley zum ersten Mal am Broadway mit seinem Partner Peter Cook. Später gelang ihm ein Riesenerfolg mit dem Film *Zehn – Die Traumfrau*, auf den ein weiterer vom liebenswerten Trinker Arthur folgte, *Arthur – Kein Kind von Traurigkeit*. Ich hatte ihn lange nicht getroffen. Als ich ihn auf dem Bildschirm sah, stockte mir der Atem. Er war abgezehrt und stand wankend da. Dann verlor er das Gleichgewicht und fiel auf seinen Sessel. Er konnte nur mit Mühe sprechen. Dudley leidet an der Nervenkrankheit PSP, einer fortschreitenden Lähmung, die sich in Symptomen wie Hinfallen, Schwierigkeiten beim Gehen, Gleichgewichtsstörungen und undeutlichem Sprechen äußert. Er erklärte sich mit einem Interview einverstanden, weil er anderen helfen wollte, dasselbe Problem in den Griff zu bekommen. Barbara fragte ihn, was er am meisten vermisse. Ein trauriges Lächeln breitete sich über sein Gesicht aus, und er bewegte unbeholfen die Finger: »Klavier spielen.«

John Callahan ist ein Rotschopf, der an Quadriplegie leidet, der vollständigen Lähmung von Armen und Beinen. Stets lächelnd saust er mit seinem arg mitgenommenen Rollstuhl durch Portland. Er hat einen in vielen Zeitungen erscheinenden Cartoon geschaffen, Pelswick Eggert. Sein Held ist ein an Quadriplegie erkrankter, lebhafter 13-Jähriger im Rollstuhl.

Susan Hauser schrieb für die Zeitschrift *Parade* einen Artikel über ihn (6. Mai 2001). Sie führt aus, dass die Anregung, daraus eine Theatervorstellung zu machen, von Kindern kam, die ihm Fragen stellten. »Schläfst du im Rollstuhl?« – »Sitzt deine Freundin auch im Rollstuhl?« Callahan wollte zeigen, dass Menschen im Rollstuhl sich grundsätzlich nicht von anderen unterscheiden.

Der Schauspieler Robin Williams war fasziniert von Callahan. Er nannte ihn den »komischsten Mann auf vier Rädern«. Zurzeit sprechen sie über einen biographischen Film, in dem Robin selbstverständlich Callahan spielen würde.

Callahan zählt ebenfalls zu den »kleinen Helden« im Leben, die anderen helfen.

Ich bewundere Menschen, die sich mit ihren schwierigen Situationen und Tragödien auseinander setzen; sie beflügeln mich.

Solche Menschen haben immer anregend auf mich gewirkt. 1991/92 schrieb ich einen Roman, *Flug des Pegasus*. Das Thema war, dass ein berühmter Reiter ein Bein verliert und wie er mit der Tragödie fertig wird. Bei meinen Recherchen sprach ich mit Al Rappaport von Performance Prosthetics, einem Hersteller künstlicher Gliedmaßen. Er machte mich mit seinem Kunden Jim bekannt, für den er gerade eine neue Prothese anfertigte. Jim MacLaren, ein 1,95 m großer, gut aussehender Sportler und Yale-Student, war auf dem Weg zur Universität, als er auf seinem Motorrad mit einem Bus zusammenstieß. Er verlor das rechte Bein, aber das konnte ihn nicht bremsen. Noch immer arbeitete er als Schauspieler und nahm an Triathlons teil, wobei er 3,8 km schwimmt, 180 km Rad fährt und die Marathonstrecke (42,195 km) läuft. Mit seiner Prothese wurde er Weltmeister der körperlich Behinderten. Er trug nie eine kosmetische Prothese, bloß einen Stahlstab, der in seinen Schuh eingesetzt war, weil er keinen Grund sah, es zu verheimlichen. Ich bewunderte ihn. Wir wurden Freunde. Er wohnte oft in unserem Haus, wenn er in Beverley Hills war.

Bei seinem ersten Besuch machte Fifi sich Sorgen, dass er die schmale Treppe zum Gästezimmer nicht hinaufsteigen könnte. »Fifi«, sagte ich, »wenn er mit einem Bein einen Triathlon gewinnen kann, wird er auch diese Treppe schaffen.«

In einem Sommer nahm Jim an einem Triathlon im Orange County teil. Er lud mich als Zuschauer ein. Es war ein Sonntag, der letzte Tag der Veranstaltung. Da ich nicht hingehen konnte, verabredeten wir, uns am nächsten Tag bei mir zu Hause zu treffen.

Aber am nächsten Tag besuchte ich ihn im Krankenhaus. Er blickte zu mir auf. »Kirk, wie groß ist die Wahrscheinlichkeit, dass ich in fünf Jahren zwei solche Unfälle habe?« Er war vollkommen gelähmt. Er hatte sich das Genick gebrochen, und um eine Bewegung zu verhindern, trug er einen Stahlrahmen um den Kopf. Er erzählte mir, wie es passiert war. Als er auf dem Fahrrad durch die Straßen raste, kam ihm ein Lieferwagen in den Weg. Er flog zehn Meter durch die Luft, verlor den Sturzhelm und schlug mit dem Kopf an einen eisernen Laternenpfahl. Er lächelte, aber ich musste auf den Flur hinausgehen, weil mir die Tränen kamen.

Wieder setzte sich Jim mit seiner Behinderung auseinander. Er machte jeden Tag therapeutische Übungen und hatte immer Sinn für Humor. Als er eines Tages in seinem elektrischen Rollstuhl an meinem Swimmingpool saß, packte er mich und setzte mich auf seinen Schoß. »Lust auf eine Ausfahrt?« Er stieß den Joystick vor, und wir rasten um den Pool. Als er anhielt, lachten wir beide.

»Dieser Unfall ist ein Geschenk für mich gewesen«, erklärte er. Ich war schockiert.

»Wie meinst du das?«, fragte ich spöttisch.

»Ich betrachte es als Glücksfall.«

»Was redest du da, ein Glücksfall?«

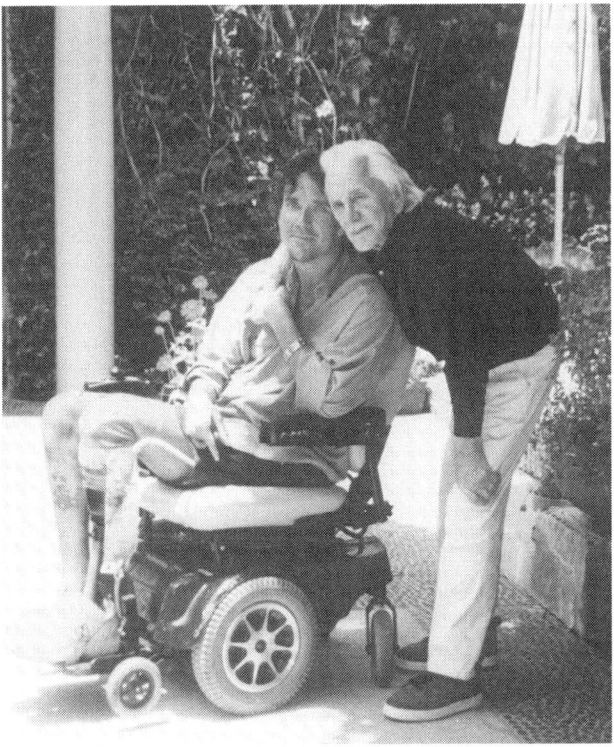

Mein Freund Jim MacLaren nahm mich auf eine Rundfahrt in seinem Rollstuhl mit.

»Ja, ich hatte Glück, es hat mich verändert. Ich bin nicht mehr der Mann, der ich einmal war.« Ich sah ihn verwundert an.

Heute beschäftigt sich Jim damit, inspirierende Gespräche mit Menschen zu führen, die alle nur denkbaren schweren körperlichen Probleme haben. Wie kommt es, dass manche Menschen durch Unglück stärker werden, während andere gleichsam schrumpfen?

8. Mund-Aerobics

»Deine Sprachtherapeutin ist da.«

Mit diesen Worten warf mich meine wunderbare Frau aus dem Bett.

»Los, an die Arbeit.«

Obwohl ich mich noch immer depressiv fühlte, beschloss ich, aus meiner Höhle zu kriechen. Ich wischte mir die Tränen ab, schnäuzte mich und ging zu ihr hinaus. Es war mir peinlich – ein Kind, das sprechen lernt.

Meine Sprachtherapeutin, eine große freundliche Frau, Nancy Sadat, strahlte mich an. Ich versuchte zu sagen: »Was ist ein Schlaganfall?« Zu meiner Erleichterung verstand sie mich. Sie brachte einen Sinn in meine durcheinander gewürfelten Worte.

»Wir sprechen von einem Hirninfarkt. Irgendein Bereich des Gehirns ist beschädigt worden und nicht mehr in der Lage, so zu funktionieren wie vorher. Verursacht wird er durch Verstopfung oder Platzen eines Blutgefäßes, das zum Gehirn führt. Die Schädigung des Körpers – ob man sprechen oder gehen kann – hängt vom Ausmaß und Ernst des Schädigung des Gehirns ab. Warum es dazu kommt? Das wissen wir nicht. Ein Schlaganfall ist ein mysteriöses Ereignis.«

»Myster...« Ich konnte das Wort nicht aussprechen.

»Mysteriös?«

Ich nickte.

»Es passiert plötzlich, ohne jede Vorwarnung. Sie hatten Glück.«

»Ja«, gelang mir einzuwerfen. Ich freute mich über jedes noch so kleine Wort.

»Ihre Frau brachte Sie sehr schnell ins Krankenhaus«, begann sie wieder.

»So?« Ich versuchte ein Gespräch zu führen.

Sie sah mich an und wog ihre Worte ab. »Mr. Douglas, die sofortige Versorgung hat Ihnen das Leben gerettet.«

Mein Gehirn – oder was davon übrig war – drehte sich im Kreis. Da war er wieder, der Tod. Ich will nicht sterben. Ich duckte mich, hoffte, sie werde meine Angst nicht sehen, die Angst, dass mein Glück aufgebraucht war.

Nancy unterbrach meine Gedanken. »Mel Tormé lässt grüßen.«

»Was?«

»Er ist mein Patient.«

»Schlaganfall?«

»Ja.«

Er war einer meiner Lieblingssänger. Mit einer Stimme, die als »der samtene Nebel« beschrieben wurde. Ich hatte ihn sehr gern, aber wir waren uns seit mehreren Jahren nicht mehr begegnet. Ich wusste nicht, dass auch er einen Schlaganfall erlitten hatte.

»Wie geht es ihm?«

»Er kann nicht schlucken.«

Ich sah sie fragend an.

»Der Schlaganfall hat die Speiseröhre beeinträchtigt und er kann nicht schlucken.«

»Wie isst er?«

»Durch ein Röhrchen, das in seinen Magen eingeführt wurde.«

Mich schauderte. Fast war ich dankbar für meine Sprachstörung. Es gibt immer etwas Schlimmeres.

»Grüßen Sie Mel.« Durch unsere Sprachtherapeutin unterhielten wir uns jede Woche miteinander.

Dankbar, dass ich schlucken konnte, strengte ich mich an. Es begann mit den Mund-Aerobics. Ihr Zweck ist, Lippen, Zunge und Wangen zu lockern.

Bei den Stimmübungen musste ich mit verschiedenen Lauten die Tonleiter ab und auf gehen.

Dann sollte ich häufig meine rechte Wange massieren, versuchen, eine Liste von Wörtern aufzusagen, langsam sprechen, damit meine Zunge mit den Lauten zurechtkam, deutlich sprechen, die Wortendungen betonen. Ich konnte das alles machen. Ich war davon überzeugt, dass ich in etwa drei Monaten perfekt sprechen würde. Du meine Güte, wie ich mich irrte.

Ich übte jeden Tag. Morgens legte ich als Erstes mein Übungsvideoband mit Mund-Aerobics ein. Es verlangte verschiedene Grimassen unter Einbeziehung von Lippen und Zunge zur Lockerung. Das schöne Mädchen auf dem Bildschirm leitete die Übungen. Wir arbeiteten täglich zusammen. Es gibt viele Hilfsmittel, die Übungen mit dem Mund erleichtern – unterschiedlich geformte Löffel, Geräte mit Gummibändern. Ich probierte alle aus:

Öffnen Sie weit den Mund und gähnen Sie. Machen Sie aus dem Gähnen einen Seufzer. Wiederholen Sie dies zehn Mal.

Zählen Sie bis zehn in Ihrer höchsten Tonlage, dann zählen Sie bis zehn in Ihrer tiefsten Tonlage.

Bilden Sie sich ein, Sie hätten Erdnussbutter am Gaumen kleben. Pressen Sie die Lippen zusammen, ziehen Sie die Zunge an den Gaumen und saugen Sie die ganze Erdnussbutter auf.

Strecken Sie die Zunge so weit es geht hinaus. Halten Sie sie fünf Sekunden in dieser Stellung. Wiederholen Sie das zehn Mal.

Diese Übungen mache ich während der Fahrt ins Büro. Lassen Sie sich warnen, wenn Sie sie ausprobieren: Vergessen Sie nicht, sich am Steuer zu konzentrieren. Machen Sie sich auf alles gefasst, wenn Sie bei Rot anhalten und Ihre Übungen durchgehen – vor allem die, bei der Sie die Zunge fünf Sekunden lang so weit wie möglich herausstrecken. Achten Sie nicht auf die Leute in den anderen Autos, die über Sie lachen. Selbst fahre ich nicht viel – nur ins Büro, zum Golfplatz und natürlich zum Arzt.

Ich bin froh, dass meine Therapeutin versucht, unsere Sitzungen mit ein wenig Komik aufzulockern. Probieren Sie es einmal damit:

Wenn Sie eine Katze aus dem Autofenster werfen, wird sie dann zu Katzenstreu?

Warum tragen Kamikazepiloten Helme?

Wie haben ein Dummkopf und sein Geld ursprünglich zusammengefunden?

Spannen blinde Eskimos Blindenhunde vor ihre Schlitten?

Sex ist wie Luft. Er ist nicht wichtig, es sei denn, man bekommt ihn nicht mehr.

Misserfolge bei meinen Versuchen, mich durch Sprechen mitzuteilen, gibt es immer. Seit meinem Schlaganfall habe ich Sprache schätzen gelernt, ein Weg der Verständigung, der das fruchtbarste und nuancenreichste (und selbstredend angemessenste) Mittel ist, unsere geheimsten Gedanken und Empfindungen auszudrücken. Aber je mehr ich mich auf die englische Sprache konzentriere, desto häufiger frage ich mich, wie Menschen, auch ohne Schlaganfall, sie jemals sprechen lernen. Die Rechtschreibung ist einfach verrückt!

So viele Wörter, die gleich geschrieben werden, können verschiedene Bedeutung haben und unterschiedlich ausgesprochen werden. Sehen Sie sich diese Sätze an:

The dump was so full that it hat to *refuse* more *refuse*. (Die Müllhalde war so voll, dass weitere *Abfälle abgelehnt* werden mussten.)

I did not *object* to the *object*. (Ich *protestierte* nicht gegen diese *Absicht*.)

The insurance was *invalid* for the *invalid*. (Die Versicherung war für den *Invaliden ungültig*.)

They were too *close* to the door to *close* it. (Sie waren zu *nahe* an der Tür, um sie zu *schließen*.)

After a *number* of injections, my jaw got *number*. (Nach einer *Anzahl* von Injektionen wurde mein Kiefer *tauber*.)

Upon seeing the *tear* in the painting, I shed a *tear*. (Als ich den *Riss* in dem Gemälde sah, vergoss ich eine *Träne*.)

I had to *subject* the *subject* to a series of tests. (Ich musste die *Versuchsperson* einer Reihe von Tests *unterziehen*.)

Ich glaube, das alles wurde nur aus Gemeinheit gegenüber Schlaganfallopfern erfunden.

Wie jedes Kind in der dritten Klasse weiß, gibt es Wörter, die gleich ausgesprochen, aber unterschiedlich buchstabiert werden:

He *threw* the ball *through* the window. (Er *warf* den Ball *durch* das Fenster.)

He *knew* that I had a *new* car. (Er *wusste*, dass ich ein *neues* Auto hatte.)

Ich habe immer Schwierigkeiten mit meinen S. Eines Abends nahmen mich Freunde in ein italienisches Restaurant mit (ich liebe Pasta). Als ich mein Essen bestellte, konnte ich »Spaghetti« nicht aussprechen. Ich brachte nur »Pagetti« heraus. Wir mussten alle lachen.

In jener Woche konzentrierte ich mich auf das »S«. So geht es: Machen Sie die Lippen breit, dass sie fast die Zähne berühren, legen Sie die Zunge flach gegen die unteren Zähne und machen Sie den »S«-Laut. Denken Sie daran, die Zunge leicht an die Schneidezähne zu legen, und lassen Sie die Luft über die Zungenspitze austreten. Die Zunge darf bei keinem der Zischlaute zwischen Ihren Zähnen liegen. Üben Sie das zweimal täglich zehn Minuten lang. Sagen Sie die Wörter sorgfältig auf. Lassen Sie Ihren Lippen und der Zunge Zeit, die richtige Stellung einzunehmen.

Haben Sie alles mitbekommen? Dann probieren Sie es. Durch Übung machen Sie es natürlich mit der Zeit automatisch richtig.

Nicht lange danach war ich im selben Restaurant, und an einem Tisch in der Ecke saßen meine Freunde. Ich ging zu ihnen, beugte mich hinunter und sagte: »*S*paghetti, *S*paghetti, *S*paghetti.« Dann ging ich überheblich weg, das Herz randvoll mit dem »S« von Sonne.

Mit dem Wörtchen »is« hatte ich größere Schwierigkeiten als Präsident Clinton, bis mir klar wurde, dass das »S« stimmhaft gesprochen wird. Ich konnte nicht Mexiko sagen, bis ich merkte, dass es M E K S I K O hieß. Eine Übung war hilfreich, obwohl sie mich verrückt machte: »*S*ieben *s*atte *S*eidenschwänze *s*itzen *s*ingend und *s*eufzend in der sengenden Sonne.« Ich weiß nicht, wie ich damit *vor* meinem Schlaganfall zurechtkommen konnte!

Ständig musste ich mich selbst ermahnen: »Verliere deinen Humor nicht.« Als ich einmal versuchte, mit einem meiner Söhne zu reden und er fragte: »Was hast du gesagt, Dad?«, antwortete ich verwundert und ganz langsam: »Verstehst ... du ... kein ... Englisch?« Wir lachten beide.

Michael war sehr einfühlsam. Wir hatten geplant, gemeinsam einen Film zu drehen.

»Dad, mach dir keine Sorgen. Wir machen den Film, arbeite nur einfach weiter mit deiner Sprachtherapeutin.«

»Michael, warum arbeitest *du* nicht mit meiner Sprachtherapeutin?«

Er sah mich an.

»Und wenn du sprichst, wie ich spreche, machen wir den Film«, forderte ich ihn heraus.

Wir brachen in schallendes Gelächter aus.

9. Vergiss die Hundeschaufel nicht

Mit den Mundübungen war es nicht getan. Ich musste auch meinen Körper trainieren, damit ich wieder zu Kräften kam. Der Schlaganfall hatte die ganze rechte Seite geschwächt.

Sportlich bin ich immer gewesen. Im College an der St. Lawrence University in New York war ich der ungeschlagene Meister im Ringen. Dadurch war ich in der Lage, meine Stunts in Filmen selbst auszuführen. Ich erinnere mich, wie ich einmal von weitem dem Stuntman zusah, der mein Kostüm trug und in meiner Rolle ausgefallene Aufsprünge auf ein Pferd machte. Das gefiel mir nicht. Ich wollte es selbst machen. Ich schaute lange zu, dann hatte ich eine Idee. »Das kann ich selbst«, sagte ich zum Regisseur: »Besorge mir ein kleines Federbrett.« Das Kunststück bei jedem Aufsitzen ist, dass man den Hintern richtig hochbekommt. Man packe den Sattelknopf, verschaffe sich zusätzlichen Schwung, indem man vom Federbrett springt – und *voilà*! Ich saß auf dem Pferderücken. Ich übte Schersprünge und Aufsprünge von hinten, alle elegant ausgeführt. Ich kann mir nicht denken, dass ich bei dem Stuntman besonders gut angeschrieben war.

Ich nutzte meine neu entdeckten Pferdetalente in einem Film mit John Wayne. Alle nannten ihn »Duke« (Herzog), ich dagegen nannte ihn John. Er fragte mich, warum ich ihn nie mit »Duke« anredete. »Prinz vielleicht oder König ... aber Herzog? Zu gering ... Ich sage John zu dir.« Ich glaube, das gefiel ihm.

Mit John habe ich gern gearbeitet. In *Die Gewaltigen* wurde es Wayne allmählich langweilig, von den Leuten erzählt zu bekommen, wie geschickt Douglas mit einem Pferd umging. In einem Interview fragte ihn ein Reporter: »Kann Kirk wirklich so gut mit Pferden umgehen?« John blickte finster: »Was für ein Scheiß, der kommt nicht mal aufs Pferd ohne Sprungbrett!« Aber wir waren trotzdem immer gute Freunde und drehten drei Filme zusammen.

Ich freute mich über die Herausforderung, Neues zu lernen. Jonglieren für *Der Gehetzte*, ausgefallenes Seilspringen für *Champion*, »Riemenspringen« in *Die Wikinger* – es ist gar nicht so schwer, über die Ruder zu laufen, sobald man den Rhythmus gefunden hat. Die Pistole um den Finger zu wirbeln ergab sich

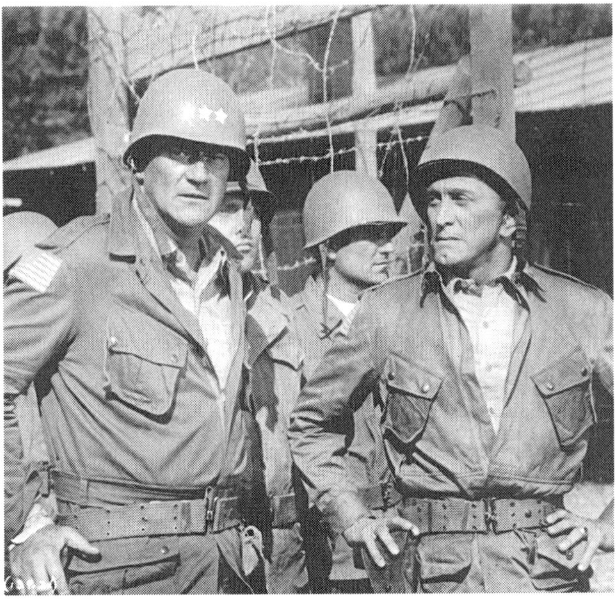

Zwei harte Kerle als Soldaten in »Erster Sieg«. *Wayne war der Härtere.*

leicht aus meinen Jonglierkünsten. Von meinen Ringerzeiten im College und auf Schulfesten her konnte ich mich bei Schlägereien richtig bewegen. Ich nahm als selbstverständlich hin, dass mein Körper mitmachte. Aber nichts bleibt, wie es ist.

Heute trainiere ich immer noch – meine gewohnten Übungen bestehen aus allen möglichen Formen von Stretching, 20 bis 25 Liegestützen, 20 bis 25 Curls mit einem Zehn-Pfund-Gewicht. Wenn man nichts dafür tut, dass das Blut strömt und das Herz pumpt, riskiert man einen weiteren Schlaganfall. Außerdem versuchte ich, meine angeschlagenen Knie durch Jogging im Pool zu stärken.

Und ich spiele Golf. Anfangs konnte ich nicht einmal daran denken, jemals wieder zu spielen, aber nach einigen Monaten war ich wieder so bei Kräften, dass ich drei Löcher spielen konnte, dann neun Löcher und schließlich 18! Mein Sohn Michael behauptet, mein Golfschwung sei seit meinem Schlaganfall besser, weil ich nicht mehr versuche, mit aller Kraft auf den Ball einzudreschen. Aber ich rate Ihnen nicht zu einem Schlaganfall, wenn Sie Ihr Spiel verbessern wollen.

Das Entscheidende bei jeder Art von Training ist eine tägliche Routine. Aber halten Sie sich nicht an meinen Plan, der auf meine persönlichen Bedürfnisse zugeschnitten wurde – gehen Sie zu einem geeigneten Arzt oder Trainer, der für Sie die beste Übungsabfolge entwirft.

Eine der besten Übungen ist, in strammem Tempo 20 bis 40 Minuten zu gehen. Wegen meiner

Knie kommt es für mich nicht infrage, aber ich gehe sehr gern mit den Hunden spazieren.

Ein Schlaganfall macht einen zu einem besonneneren Menschen. Etwa um zehn Uhr abends sagt meine Frau: »Ich gehe jetzt mit den Hunden raus.« Und ich antworte: »Nein, nein, ich mach das schon.« Ich stehe auf und rufe die Hunde. Danny ist der ältere gelbe Labrador, Foxy der lebhafte jüngere Hund mit schönem dunkelrotem Fell. Danny ist ein jüdischer Hund, aber er weiß nichts davon – verraten Sie es ihm also nicht. Sein richtiger Name ist Danielovitch, mein ursprünglicher russischer Name, aber der Kürze halber rufen wir ihn Danny. Jeden Abend vor dem Schlafengehen gehe ich mit ihnen im Garten spazieren und singe: »*Wer hat die Hunde rausgelassen?*«

Während sie ihr Geschäft verrichten, suche ich nach der schönsten Rose. Es gibt so viele. Haben Sie jemals bei Mondschein eine vollkommene Rose für Ihre Liebste oder Ihren Liebsten geschnitten? Sie sehen, Opfer eines Schlaganfalls sind sehr romantisch.

Aber falls wahr ist, dass »der Duft immer an der Hand, die die Rose schenkt, haftet«, kann es nicht lange anhalten, weil ich die kleine Schaufel holen muss, um hinter den Hunden sauber zu machen.

10. Was ist das für ein Ding, das man Liebe nennt?

Mit am schlimmsten für das Opfer eines Schlaganfalls ist, dass die Leute Mitleid mit einem haben. Sie möchten alles Mögliche für einen tun. Und da man sich selbst auch sehr Leid tut, ist man nur allzu bereit, ihre freundlichen Geschenke anzunehmen.

Ihre Frau sagt: »Möchtest du was zu trinken haben, Schatz?«

»Ja, das wäre schön.«

»Bleib sitzen, Lieber«, sagt sie, »ich hol es für dich.«

Warum auch nicht? Sie haben so viel durchgemacht. Sie verdienen diese liebevolle Aufmerksamkeit.

Hüten Sie sich vor dieser Versuchung. Geben Sie sich selbst nicht nach.

Auch wenn sie sich dessen vielleicht nicht bewusst sind, ermutigen wohlmeinende Menschen Sie dazu, zum Invaliden zu werden. Sie machen es möglich. Ehe Sie sich's versehen, werden Sie von ihnen gefüttert und wie ein albern grinsender Idiot behandelt. So weit dürfen Sie es nicht kommen lassen.

Irgendwann merkte ich, dass ich gegen eine zunehmende Abhängigkeit von meiner Frau ankämpfte. »Nein, Schatz, ich hole es mir selbst. Und wenn ich sowieso auf bin, möchtest du auch einen Drink?«

Eine Lappalie, aber sie bedeutet sehr viel. Wenn Sie das tun, fühlen Sie sich stärker. Sie haben etwas zu Stande gebracht, sei es noch so klein. Auf diese Art klammern Sie sich an Ihre Willenskraft und von der brauchen Sie jetzt jedes Gramm, damit Sie gesund werden.

Ich bemerkte, dass ich der Versuchung nicht nachgeben konnte, ein Kind zu werden, das nur dasitzt und sich von anderen bedienen lässt. Ich musste mein Leben in die eigene Hand nehmen. Ich musste mich zwingen, gesund zu werden. Ich musste darum kämpfen.

Die andern müssen lernen, wie Sie mit Ihnen umzugehen haben. Meine Frau musste einen großen Schritt der Anpassung machen. Das Beste, was sie tat, war, dass sie mir verbot, mich zu beklagen. Wenn ich mürrisch verkündete: »Anne, ich spreche heute nicht gut«, antwortete sie: »Aber nein, Schatz, du bist bloß vorübergehend nicht richtig dabei.«

Anne kennt das richtige Maß und weiß genau, wann sie helfen soll und wann nicht. Sie trifft schwierige Entscheidungen im Alltag und schützt mich vor ihnen, sie sorgt dafür, dass ich mich wohl fühle, erträgt meine wechselnden Launen, ermutigt mich, ein besserer Mensch zu werden. Ich habe Anne immer bewundert und ich habe von ihr so viel darüber gelernt, wie man ein glaubwürdiges Leben führt. Aber verstanden, was Liebe ist, habe ich seit dem Tag, als Anne einen Knoten in ihrer Brust entdeckte, Jahre vor meinem Schlaganfall.

Ich brachte sie sofort ins Krankenhaus. Der Arzt sagte, der Knoten müsse entfernt werden. Ich saß nervös im Wartezimmer, während sie auf dem Operationstisch lag. Es erschien mir wie eine Ewigkeit, aber schließlich kam der Arzt noch in seiner OP-Kleidung herein. Er machte keinen glücklichen Eindruck.

»Wie ist es gelaufen?«

Der Arzt zögerte.

»Sagen Sie schon!«, verlangte ich.

»Kirk, wir haben den Knoten entfernt, aber ...«

»Aber was?«

»Der Krebs hat sich schon zur Lymphdrüse hin ausgebreitet.«

Mein Mund wurde trocken. »Was bedeutet das?«

»Also wenn er die Lymphdrüse befällt, könnte sie sterben.«

Der Verkehrslärm draußen übertönte die Stille im Zimmer.

»Wie geht es Anne jetzt?« Anne, Anne, hallte es wie ein Echo irgendwo in mir.

»Sie liegt noch auf dem Tisch – noch in Narkose.«

»Dann tun Sie was!«

»Wir müssen Sie um Erlaubnis bitten.«

»Wofür ... wofür?«

»Versuchen Sie, sich zu beruhigen, Kirk.«

»Mein Frau liegt im Sterben und Sie wollen, dass ich mich beruhige?«

»Sie liegt nicht im Sterben.«

»Was können Sie tun?«

»Ich kann den Krebs restlos entfernen, indem ich ihre Brust abnehme.« Da. Nun war es heraus.

Plötzlich verspürte ich die Regung, ihn zu erwürgen.

Er ist Arzt und weiß nichts anderes zu tun, als meine Frau zu verstümmeln? Ich wandte mich ab, versuchte die Tränen zurückzuhalten und dachte an ihre schönen Brüste. Mir war, als würde mir der Boden unter den Füßen weggezogen.

»Kirk, ich weiß, es ist schwierig für Sie. Ich kann sie zunähen, und Sie können es mit ihr besprechen.

Das wird für Anne nicht leicht sein. Im Augenblick ist sie noch in Narkose.«

»Doktor.« Ich wandte mich um und sah ihm direkt in die Augen. »Was würden Sie tun, wenn es Ihre Frau wäre?«

Er sah mich offen an und antwortete ohne zu zögern: »Ich würde die Brust abnehmen. Sofort.«

Ich ließ mich auf einen Stuhl fallen und sagte fast unhörbar: »Also gut, machen Sie's.« Doch er hörte mich. Er klopfte mir auf die Schultern und dann hörte ich, wie die Tür geöffnet und geschlossen wurde.

Unzählige Male fragte ich mich, ob ich die richtige Entscheidung getroffen hatte. Gab es eine? Anne versicherte mir, dass es richtig gewesen sei. Aber lange achtete sie darauf, dass ich diesen Teil von ihr nicht zu sehen bekam. Befürchtete sie, ich würde sie nicht mehr attraktiv finden?

Über lange, lange Zeit liebten wir uns jede Nacht. Wir hatten ein Hindernis überwunden, den Krebs überlebt, das Leben überlebt. Es gab Zeiten, da war mir zumute, als wäre mir die Zunge abgeschnitten worden. Anne half mir Worte zu finden und unsere Liebe wurde stärker.

Anne ging darin auf, Frauen mit Brustkrebs zu helfen. In einer Rede vor dem Breast Resource Center sagte sie: »Vor Jahren war Brustkrebs eine

Krankheit, die man anderen verschwieg, wenn man sie hatte. Nach meiner Operation betrachtete ich mich im Spiegel. Ich sah mich als entstellte Person. Ich brauchte viel Zeit und viele Sitzungen mit meiner Selbsthilfegruppe, bis ich mir klar machte, hallo, ich lebe! Jetzt ist es wunderbar, darüber reden und in aller Öffentlichkeit weinen zu können. Es ist sehr tröstlich, meine Empfindungen mit andern zu teilen, selbst mit Fremden.«

Menschen heiraten, weil sie sich Hals über Kopf verlieben. Aber oft haben sie, wenn sie heiraten, Schwärmerei, Obsession, tiefe Freundschaft oder guten Sex fälschlich für Liebe gehalten. Doch diese Dinge sind nicht Liebe. Liebe braucht Zeit, um zu wachsen und aufzublühen. Liebe muss die Prüfung bestehen, Hindernisse zu überwinden. Liebe muss wie ein Kunstwerk oder wie Wein auch die Prüfung der Zeit bestehen.

In »Briefe an einen jungen Dichter« schrieb Rilke einmal von »Liebe, die darin besteht, dass zwei Einsamkeiten einander schützen, grenzen und grüßen«. Zwei Menschen, die sich lieben, sollten nie ein Einziger werden. Sie dürfen nie versuchen, ein Einziger zu sein. Es muss einen Abstand geben im Zusammensein. Wahre Liebe, wirkliche Liebe wird von gegenseitigem Respekt getragen. Gegeben und

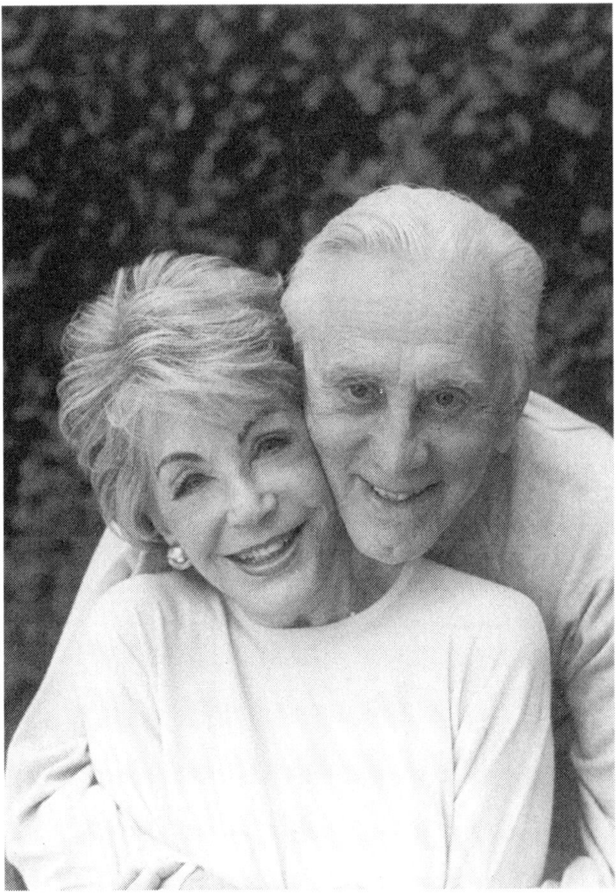

Meine Partnerin, meine Freundin, meine Geliebte – Anne.

empfangen wird sie von einem ganzen Ich, das nur aus einer individuellen und eigenständigen Seele entstehen kann. Und das Alleinsein in der Einsamkeit wird durch ein erfülltes und bleibendes Zusammensein in Liebe kompensiert.

Es hat lange gedauert, bis ich lernte, dass Meinungsverschiedenheiten zwischen Anne und mir unsere Liebe stärken. Wir müssen einander respektieren und uns gegenseitig erlauben zu sein, was wir sind. Versuchen Sie nie, Ihren Lebenspartner zu ändern.

Wenn es Menschen in Ihrem Leben gibt, die Sie lieben, werden Sie anfällig für alles, was das Leben mit sich bringt. Es hat seinen Preis, ein Herz zu haben, das offen für Liebe ist. Und doch – eine gute Liebe, eine Liebe, die es wert ist, geteilt, erhalten und erkämpft zu werden, ist eine Liebe, die es auch wert ist, ein gebrochenes Herz für sie zu riskieren. Ich habe in meinem Leben das Glück gehabt, diese Liebe zu finden. Selbst wenn ich sie beinahe verloren hätte.

Vor 48 Jahren drehte ich *20000 Meilen unter dem Meer.* An einem Samstagabend nach den Dreharbeiten flogen Anne und ich nach Las Vegas um zu heiraten. Die Zeremonie fand in einer Suite in Caesars Palace statt, vor einem Mann mit Westernhut namens »Honest John Lytell«. Als er Anne mit seinem Südstaatenakzent aufforderte: »Sprechen Sie mir nach: Ich nehme Kirk zu meinem gesetzlich *(lawful)* angetrauten Ehemann«, sagte meine nervöse Pariser Ehefrau: »Ich nehme Kirk zu meinem *entsetzlich (awful)* angetrauten Ehemann.« Dadurch wäre die Hochzeit beinahe geplatzt. Als wir gerade fertig waren, klingelte das Telefon, und Sinatra teilte uns mit, er würde die Stellung halten, bis wir kämen. Er sagte: »Macht schnell!«

Anne und ich hätten eine schönere Hochzeit haben sollen. Ich werde ihr noch einmal einen Antrag machen, und wenn sie Ja sagt, feiern wir eine große zweite Hochzeit in zwei Jahren. Dann feiern wir unsere goldene Hochzeit. Ich plane, daraus ein noch größeres Ereignis als Michaels und Catherines Hochzeit zu machen. Am besten fange ich schon mal damit an, das Ehegelübde zu üben: Ja ... ja ... ja!

11. Ich trete vor mein Publikum

Vor meinem Schlaganfall hatte die Academy of Motion Picture Arts & Sciences entschieden, mir einen Oscar für meine Lebensleistung zu verleihen. Ich war sehr erfreut und dankbar. Diese besondere Auszeichnung wird nicht oft vergeben. Aber wäre ich dazu bereit?

Ich arbeitete weiter dreimal die Woche mit meiner Sprachtherapeutin. Bei einer Sitzung fragte ich sie: »Ich habe gar nichts mehr von Mel gehört, wie geht es ihm?« Sie zögerte und sah mich an.

»Was ist passiert?«,fragte ich.

»Mel Tormé ist vor zwei Tagen gestorben.«

Das verschlug mir die Sprache. Toll! Man kann an einem Schlaganfall sterben? Aber Mel konnte nicht schlucken. Ich hatte Glück gehabt. Mir fiel ein, wie Mel das Lied sang, das er selbst geschrieben hatte, »*The Christmas Song*«. Ich hatte seine weiche Stimme noch im Ohr: *»Chestnuts roasting on an open fire, Jack Frost nipping at your nose.«* (»Kastanien, die auf einem offenen Feuer rösten, Väterchen Frost, der dich in die Nase beißt.«) Es machte mich sehr traurig.

Aber die Zeit bleibt nicht stehen. Die Nacht der Oscar-Verleihung rückte näher. Tag für Tag widmete ich mich äußerst gewissenhaft meinen Mund-Aerobics und den körperlichen Übungen. Ich versuchte sogar, meinem Rabbi laut aus der Thora vorzulesen. Ich klammerte mich an einen Strohhalm. Alles, was helfen könnte.

Drei Monate vergingen, und ich sah noch immer keine Besserung. Wie kann ich vor all diesen Menschen reden? Meine Sprachtherapeutin meinte, ich machte Fortschritte, aber ich glaubte ihr nicht. Während die Nacht der Oscars näher kam, geriet ich in Panik.

»Michael, du nimmst ihn für mich entgegen.«

»Auf keinen Fall!«, antwortete mein Sohn entschieden. »Du wirst auf diese Bühne gehen und wenn du kriechen musst«, und ließ mich stehen.

Es gab keinen Ausweg. Ich musste es machen. Ich würde den Preis entgegennehmen und zwei Worte sagen: *»Thank you.«* Vor dem Spiegel übte ich – *»thank you, thank you, thank you.«* Um den »th«-Laut richtig auszusprechen, muss man die Zunge an die ... Ach vergiss es.

Am Abend der Oscar-Verleihung fuhr eine Limousine einen zitternden Kirk direkt vor den Bühneneingang. Meine Familie war schon früher gefahren, um Plätze im Saal zu bekommen. Allein wurde ich in das Büro des Produzenten Quincy Jones geleitet. Oprah war da und sah hinreißend aus in ihrem eleganten Kleid. Ich versuchte, einen Witz zu machen. »Wenn ich 20 Jahre jünger wäre, hättest du keine Chance gegen mich gehabt.« Sie lächelte. Ich glaube nicht, dass sie wusste, was zum Henker ich gesagt hatte.

Dann führte man mich stolpernd durch die Dunkelheit hinter der Bühne zu einem Stuhl in der Seitenkulisse. Nervös saß ich dort. Ich hörte eine Stimme, meine eigene Stimme. Ich blickte auf den Monitor hinter der Bühne. Es war eine Szene aus *Spartacus*. Wie deutlich ich sprach!

»In jener Nacht kamst du in meine Zelle und ich sah dich an ... berührte deine Haut und spürte dein Haar.«

Ich spürte einen Kuss auf meiner Wange – Sharon Stone. Noch ein Kuss – Whoopie Goldberg. Mel Gibson kam auf Zehenspitzen herüber. Er küsste mich nicht, wünschte mir aber viel Glück.

Ich hörte die Stimme von Steven Spielberg auf der Bühne: *»Wir feiern und ehren Kirk Douglas heute Abend, weil er nahezu alles im Film gemacht hat. Er hat*

Regie geführt, er hat produziert, und dabei hat er dazu beigetragen, die schwarze Liste kurz und klein zu schlagen.«

Das verursachte ein angenehmes Prickeln. Die schwarze Liste zu durchbrechen – das war etwas, worauf ich wirklich stolz war.

»Die meisten Stars seines Formats sind aus mythischem Ton geformt. Das hat Kirk Douglas nie gewollt. Er hat nicht die eine Rolle, die ihn einmalig macht; stattdessen besitzt er eine einzigartige Ehrlichkeit – eine Neigung, unnachahmbar zu sein. Das ist es, was alle seine Rollen von Spartacus bis zu Vincent van Gogh mit Leben erfüllt.«

Mann! Jetzt hörte ich gespannt zu. Ich genoss es. Ich schloss die Augen und ließ mich von seinen Worten streicheln.

»Seine Rollen waren nicht überlebensgroß, sie waren zurückgeholtes Leben – etwas, womit wir alle uns identifizieren konnten, etwas, das uns draußen in der Dunkelheit anrühren würde, etwas, das dem Dunkel ein Leben und ein eigenes Licht gab.«

Ich nahm es gierig auf.

»Ladys and gentlemen, Kirk Douglas.«

Ich fiel beinahe vom Stuhl. Jemand half mir und flüsterte: »Eine Milliarde Menschen werden Sie im Fernsehen sehen!« Das konnte mir nicht helfen.

Ich stand auf, straffte die Schultern, atmete tief durch und versuchte aufzutreten wie Spartacus. Ich umarmte Spielberg und wandte mich dann dem Publikum zu. Ich blinzelte – 2000 Personen! Die mir stehend zujubelten! Das alles nur, um mich »vielen Dank« sagen zu hören? Spielberg überreichte mir den Oscar. War der schwer! Das Publikum stand immer noch. Wellen von Applaus überfluteten mich. Ich kann nicht einfach danke sagen, dachte ich. Ich ließ den Blick über das Publikum gehen. Mit meinem Oscar in den Händen machte ich zögerliche Schritte auf das Mikrofon zu. Ich wagte es, in das endlich wieder sitzende Publikum zu blicken. Auf der rechten Seite konnte ich meine vier Söhne erkennen – Eric, Peter, Joel und Michael – und meine Frau Anne, alle in einer Reihe, alle mich anblickend. Ich dachte an die Lektionen, die ich bei meiner Sprachtherapeutin gelernt hatte. Eine Pause machen ... atmen ... schlucken ... artikulieren.

Langsam begann ich: »Ich sehe meine vier Söhne (ich zeigte auf sie). Sie sind stolz auf ihren alten Herrn.« Das Publikum reagierte mit herzlichem Lachen. Sie verstanden mich! Ich entdeckte meine Frau, die Hände vorm Gesicht und weinend – wobei sie ein 25-Dollar-Make-up ruinierte, wie sie mir

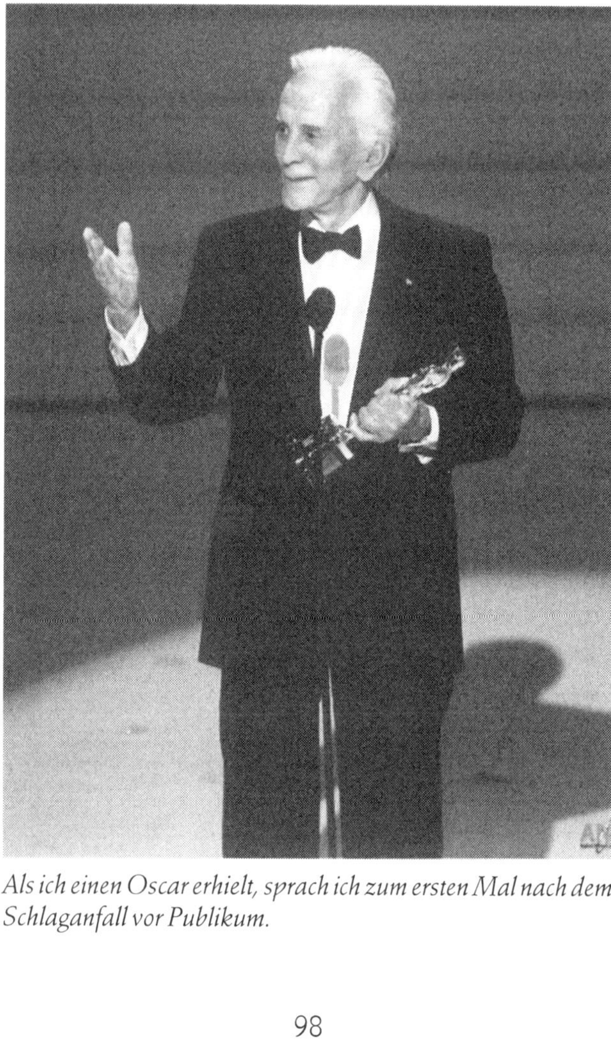

Als ich einen Oscar erhielt, sprach ich zum ersten Mal nach dem Schlaganfall vor Publikum.

später erzählte. Ich hielt den Oscar hoch. »Anne, er gehört dir. Ich liebe dich.«

Das Publikum brachte lautstark seine Wertschätzung zum Ausdruck. Ich genoss es in vollen Zügen. Ich wollte nicht gehen. Noch hatte ich nicht danke gesagt. Ich machte eine Pause, holte tief Luft und schluckte. »Danke für 50 wunderbare Jahre in der wunderbaren Welt des Filmemachens.«

Ich verneigte mich, während donnernder Applaus über mir zusammenschlug. Mit einem Arm um Spielberg trat ich ab. Noch einmal Standing Ovations. Die Reaktion machte mich sprachlos. Ich konnte es nicht glauben.

Sie verstanden mich. Sie verstanden mich wirklich.

Konfuzius sagte vor langer Zeit: »Eine Reise von 1000 Meilen muss mit einem einzigen Schritt beginnen.« Den ersten wichtigen Schritt in meiner Rehabilitation hatte ich nun bewältigt: Ich hatte vor Publikum gesprochen, vor meinem Publikum. Trotz einer Behinderung konnten sie verstehen, was ich sagte.

Dies bekräftigte eine andere Regel zur Überwindung jeder Art von Gebrechen: Geben Sie nie auf ... Versuchen Sie es immer wieder! Das geht in meinen »Leitfaden« ein. Ich wurde mit Briefen, Faxen und

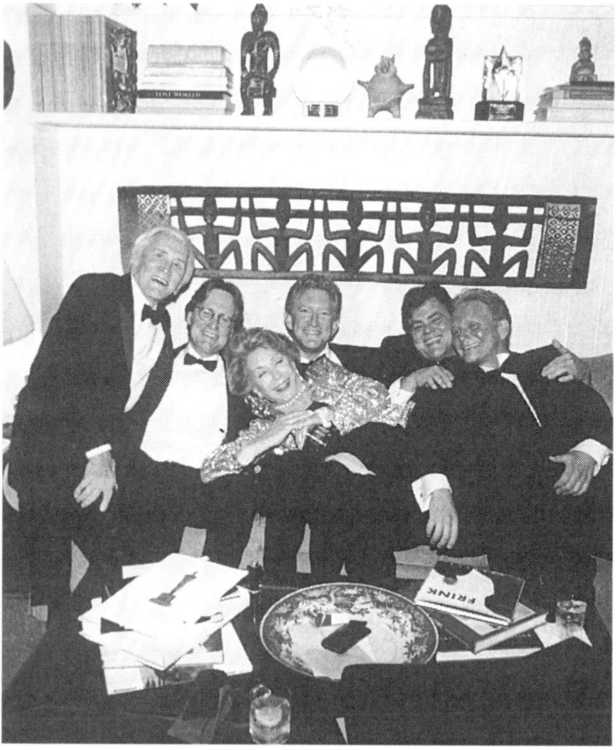

Meine vier Söhne und ich tragen Anne und den Oscar.

Anrufen überschüttet. Ein Brief überraschte mich. Er kam von König Hussein von Jordanien. Er war einer unter den Milliarden, die sich die Oscar-Verleihung angeschaut hatten. Er lud mich ein, ihn in Jordanien zu besuchen und sein Land kennen zu lernen.

So eine weite Reise konnte ich natürlich nicht machen, aber ich dankte ihm für seine Freundlichkeit. Genau das brauchte ich. Sein Brief ermutigte mich, noch härter mit meiner Sprachtherapeutin zu arbeiten, noch mehr zu üben und mit anderen Menschen außer der Familie zu sprechen.

Als ich erfuhr, dass er gestorben war, hatte ich das Gefühl, einen Freund verloren zu haben. Er würde es nie mehr erfahren, wie sehr sein Brief mir geholfen hatte.

12. Mein Schrittmacher

Wieder einmal war ich im Krankenhaus. Diesmal um meinen Schrittmacher auszutauschen.

Ja, ich habe seit über zehn Jahren einen Schrittmacher in der Brust getragen. Haben Sie jemals einen gesehen? Er ist kleiner als ein Silberdollar, aber dicker. Eine Batterie im Innern ist mit einem Leiter verbunden, der durch die Venen zur Herzkammer verläuft. Wenn mein Puls unter 50 sinkt, schaltet sie sich ein und stimuliert den Herzschlag.

Nach zehn Jahren ließ die Batterie nach. Woher ich das wusste?

Jeden Monat wird der Schrittmacher von einem Büro in New York kontrolliert. Ich lebe in Beverley Hills, 3000 Meilen weit weg, und dann läutet das Telefon und jemand fragt: »Sind Sie bereit, Mr. Douglas?«

»Eine Minute noch.«

Ich öffne einen kleinen Kasten neben meinem Bett, der eine Batterie enthält, außerdem eine Ablage für das Telefon und Drähte, die an zwei Manschetten angeschlossen sind. Ich lege die Manschetten an, an jeden Arm eine, und drücke auf den Knopf, der die Anlage in Gang setzt.

»Ich bin fertig.«

»Legen Sie das Telefon auf die Ablage und zählen Sie bis 30.«

Ich tue es.

Dann nehme ich das Telefon ab, und sie sagt: »Das war sehr gut. Legen Sie jetzt den Hörer wieder hin, setzen Sie den Magneten an Ihren Schrittmacher und zählen bis 20.«

Ich tue auch das.

»Sehr gut. Einen schönen Tag, Mr. Douglas.«

Die ganze Prozedur dauert nicht länger als vier Minuten. Mein Arzt erhält dann einen Bericht, der anführt, wie oft mein Herz den Schrittmacher, der in meine Brust implantiert ist, in Anspruch nimmt. Auch die Stärke der Batterie wird gemessen, die nach zehn Jahren schwächer wurde. Sie musste ausgetauscht werden. Stellen Sie sich das vor.

Schweren Herzens erklärte sich Dr. Gold mit dem Austausch des Schrittmachers einverstanden. Denn selbst ein kleiner Eingriff zwingt dazu, die Einnahme von Coumodin für kurze Zeit auszusetzen.

Ich nehme täglich bestimmte Medikamente, um einem weiteren Schlaganfall vorzubeugen: Hytrin, das dazu beiträgt, den Blutdruck niedrig zu halten, Coumodin, das wichtigste Medikament, das die Blutgerinnung verhindert. Wenn sich ein Blutklümpchen bildet, kann es durch eine Arterie zum Gehirn wandern. Es versperrt den Blutstrom zu diesem Abschnitt des Gehirns. Dies kann einen leichten oder schweren Schlaganfall verursachen.

Nach einem Schlaganfall bekommt man leicht blaue Flecke. Ich habe es satt, jedes Mal, wenn ich gegen etwas stoße, einen blauen Fleck am Körper zu finden. Man muss auch aufpassen, dass man sich nicht schneidet, weil man dann stark blutet.

Meine Knie sind seit dem Hubschrauberunfall in schlechtem Zustand. Eigentlich wären neue Knie fällig, aber um so eine Operation durchführen zu können, müsste das Coumodin über mehrere Tage abgesetzt werden. Das wäre gefährlich. Mein Arzt hat mir geraten, die Schmerzen im Knie zu ertragen und auf eine Operation zu verzichten.

Mein Schrittmacher konnte allerdings nicht warten. Die Batterie war bedenklich schwach und musste ersetzt werden. Widerstrebend willigte mein Arzt ein, das Coumodin wenige Tage vor der Operation abzusetzen. Ich erinnere mich daran, wie ich auf dem Tisch lag, als sie die Narkose vorbereiteten. Dann schnitten sie mich auf und tauschten das kleine Gerät in meiner Brust aus, das mit einem in mein Herz eingesetzten Draht verbunden ist. Ich fühlte mich so hilflos, als ich da lag. Die Aussicht zu sterben quälte mich. Als ich einschlummerte, hörte ich die Worte meiner Mutter: »Hab keine Angst, das geschieht mit uns allen.«

13. Scheinwerfer, Kamera, Klappe auf!

Es klopfte an die Tür und Fifi kam mit einem großen Umschlag in der Hand herein. »Das wurde von einem Boten abgegeben.« Ich schaltete den Fernseher aus und riss den Umschlag auf. Darin fand ich ein Manuskript! Ein Drehbuch zu einem Film: *Diamonds*. Ich traute meinen eigenen Augen nicht. Die Hauptrolle sollte ich übernehmen!

Mein erster Gedanke war: Ich kann nicht mehr in einem Film auftreten! Aber ich brauchte nicht lange, um meine Meinung zu ändern: warum nicht? Schreiben wir der Rolle einen Schlaganfall ins Drehbuch. Wer könnte das Opfer eines Schlaganfalls besser spielen als ich? Also sagte ich zu. Tagelang studierte ich das Drehbuch. Aber als der Beginn der Dreharbeiten näher rückte, bekam ich Lampenfieber. »Anne, ich glaube nicht, dass ich ein Wort herausbringe.« Meine Frau sah mich verächtlich an: »Wenn die Kamera zu laufen beginnt, fängst du auch an zu sprechen.«

Und so kam es.

Aber vorher rief ich meine Freundin Lauren Bacall an. Ich wollte, dass sie in dem Film mitwirkte. »Betty (so wird sie von Freunden genannt), ich habe eine fantastische Rolle für dich in einem Fim, den ich drehe.«

»Du machst einen Film?«,fragte sie überrascht.

»Klar, ich habe vor, einen Film zu machen! Ich bin Schauspieler, weißt du noch?«

»Ach ja, ich erinnere mich (Bacallscher Spott). Was für eine Rolle ist das?«

»Du kannst dich voll austoben«, spottete ich.

»Aber was für eine Rolle ist es?«, wollte sie unbedingt wissen.

»Eine Bordellwirtin.«

Nach einigen Kraftausdrücken sagte sie zu und spielte ihre Rolle hervorragend.

Wir drehten den Film in Reno, Nevada. Während der gesamten Dreharbeiten vergaß ich meine Depression und die Depression vergaß mich. Ich war tief betroffen von der Gestalt des Harry. In diese Rolle bezog ich viel aus meinem eigenen Leben ein. Harry war Boxer: Der Schlaganfall wurde durch einen Unfall im Ring verursacht. Das ermöglichte dem Regisseur, Aufnahmen aus *Champion* zu verwenden, in dem ich einen 27-jährigen Boxer spielte.

Diamonds kam mit Kirk Douglas in der Hauptrolle heraus! Ich war wieder Schauspieler! Die Zuschauer verstanden mich. Der Film gefiel ihnen. Schlaganfall-Patienten, ihre Familien und Schlaganfall-Organisationen waren von *Diamonds* besonders fasziniert.

Ein Schlaganfall ist nämlich eine Krankheit, die Menschen oft verbergen. Sie fühlen sich schuldig, verlegen, gedemütigt. Wenn sie sprechen, haben sie das Gefühl, dass die Leute sie ansehen, als wären sie dumm. *Diamonds* trug dazu bei, diese Krankheit an die Öffentlichkeit zu bringen. Die Leute begannen mehr über Schlaganfälle zu sprechen. Ich antwortete auf die vielen Briefe und Anrufe, die ich von Opfern und ihren Familien bekam.

»... Ich hatte einen Schlaganfall, der meine linke Seite und meine Schreibfähigkeit beeinträchtigte. Mein Ziel ist, mich so gut zu erholen, wie ich Sie kürzlich im Fernsehen gesehen habe.«

»... lassen Sie sich nicht entmutigen, es kann nur noch besser werden.«

»... es ist eine ungeheure Anregung für mich zu erfahren, dass Sie von einem Schlaganfall betroffen gewesen sind

und sich so weit erholt haben, dass Sie wieder einen Film machen konnten.«

»... Sie gaben mir Hoffnung, dass ich eines Tages wieder auf meinen Beinen stehen werde.«

»... Vor drei Jahren hatte ich einen Schlaganfall. Dann bekam ich einen Herzinfarkt. Danach hatte ich einen Sehnenriss an der Ferse. Es gibt keine Gerechtigkeit. Aber dieses Jahr habe ich das Ziel, wieder zu gehen und wieder zu fahren.«

»... von Ihrem Schlaganfall gehört zu haben und wie Sie im Leben weiter gekommen sind, ist sehr inspirierend für mich und gibt mir einen Grund zu leben.«

Und es kamen noch viele, viele andere Briefe. Ich beantwortete alle und versuchte, ihren Schreibern ein wenig von ihren Ängsten zu nehmen.

Ich erhielt viele Bitten, Vorträge zu halten. Wie ging ich mit meinem Gebrechen um? Wie konnte ich mir meinen Humor bewahren? Wie wurde ich mit der Depression fertig? Widerstrebend schubste ich mich aus meinem Kokon und flog nach San Francisco, um vor einer Tagung von Sprachtherapeuten zu sprechen. Sie halfen mir fantastisch und ich wollte zum Dank etwas tun.

Und das sagte ich: »*Wenn man einen Schlaganfall hatte, muss man langsam sprechen, damit man verstanden wird. Und ich habe entdeckt, dass die Leute, wenn ich langsam spreche* (lange Pause) ... *zuhören!* (Lachen) *Sie glauben, ich werde gleich etwas Wichtiges sagen.* (Lachen) *Verstehen Sie mich, wenn ich spreche? Das ist erstaunlich. Weil ich unmittelbar nach meinem Schlaganfall nur lallen konnte wie ein Baby. Aber ich habe mit meiner Sprachtherapeutin schwer gearbeitet und nach einigen Monaten konnte ich so gut sprechen wie meine dreijährige Enkeltochter Kelsey. Aber ich arbeitete weiter und eines Tages sagte ich: ›Kelsey, sag mal 'transkontinental'.‹ Sie konnte es nicht sagen. Und ich ließ sie am Boden zerstört zurück.* (Lachen) *Jetzt spreche ich wie ein Sechsjähriger. Enkelkinder sind etwas Wunderbares. Man spielt mit ihnen ein paar Stunden und dann läuft man nach Hause. Wie Sie wissen, habe ich vier Söhne, und ich habe mit allen außer mit Michael gearbeitet. Jetzt arbeiten wir ein Drehbuch aus, das wir zusammen verwirklichen wollen. Ich finde es richtig aufregend, einen Film mit meinem berühmten Sohn zu drehen. Wenn ich gewusst hätte, dass er einmal so berühmt würde, wäre ich netter zu ihm gewesen, als er klein war.*« Mein Selbstvertrauen wuchs. Ich begann, häufiger

Vorträge zu halten, und ich wurde großspurig. So revanchierte ich mich bei meiner Frau, die mir eine so große Stütze gewesen war. In einer Rede sagte ich über sie:

»Meine Frau ist mir eine große Hilfe gewesen. Aber sie glaubt an robuste Liebe. Letzte Woche meinte ich: ›Schatz, ich würde morgen gern im Bett frühstücken.‹ Ihre Antwort: ›Frühstück im Bett? Dann Schlafen in der Küche!‹ Sie versucht mir zu helfen, aber manchmal wird sie wütend. Eines Tages sagte sie nach einem Streit: ›Ich werde dich verlassen!‹ Ich sah sie an. ›Wenn du mich jemals verlässt, gehe ich mit dir!‹ Aber sie ist eine große Hilfe. Bevor ich vor Sie trat, um zu Ihnen zu sprechen, sagte ich: ›Schatz, ich bin aufgeregt. Werden sie meine Sprechweise verstehen?‹ Sie erwiderte: ›Hast du etwas Wichtiges zu sagen?‹ Na ja, vielleicht habe ich nichts Wichtiges zu sagen, aber ich bin vielfach gebeten worden, einen Vortrag zu halten. Die Leute hören gern Genuschel. Ich werde versuchen, Schlaganfälle zur Mode zu machen. (Ich sage alles, damit die Leute lachen!)

Fred DeCordova hatte einen Schlaganfall. Er war lange Regisseur von Johnny Carsons Tonight Show. Ich kannte ihn seit Jahren. Seine Frau rief mich an und teilte mir mit, dass er an Depressionen litt. Darauf besuchte ich ihn und versuchte ihn aufzuheitern.

»Wie alt bist du, Fred?«
»91.«
»91?«
»Klar.«
»Liest du denn nie die Todesanzeigen?«
»Nein, nie.«
»Tja, solltest du aber, du bist weit über den kritischen Punkt hinaus!«
Ich brachte ihn zum Lachen, ehe ich ging.

Viele Menschen wenden sich an mich, damit ich mit ihren Familienangehörigen spreche, die Schwierigkeiten im Umgang mit einem Schlaganfall haben. Einer Person, die selbst einen Schlaganfall hatte, fällt es viel leichter, einem anderen mit demselben Leiden zu helfen.

Ein Freund von mir seit 50 Jahren besuchte mich nach meinem Hubschrauberunfall regelmäßig im Krankenhaus. Er suchte mich auch wieder im Krankenhaus auf, als ich den Schlaganfall hatte. Vor kurzem wurde er selbst mit einem Schlaganfall auf dem schnellsten Weg in ein Krankenhaus gebracht. Mehrere Wochen lang lag er auf der Intensivstation und ich durfte ihn nicht besuchen. Er konnte nicht schlucken und musste über ein Röhrchen, das an seinen Magen angeschlossen war, ernährt werden.

Natürlich war auch sein Sprachvermögen stark beeinträchtigt. Als er in ein Privatzimmer verlegt wurde, ging ich ihn besuchen. Er sah bedauernswert aus. Ich dachte an die Leute, die mich besuchen kamen, als ich mich in einem ähnlichen Zustand befand. Die meisten wussten nicht, was sie sagen sollten, und redeten, als wäre mein Gehirn in Mitleidenschaft gezogen. Ich erkannte schnell, dass das Gehirn meines Freundes normal funktionierte. Er versuchte, mit seiner undeutlichen Aussprache mit mir zu reden. Ich ermunterte ihn: »Hör zu, nachdem du mit einem Sprachtherapeuten gearbeitet hast, wirst du wieder reden, wie du immer geredet hast – zu viel!« Dies bewirkte ein leises Lächeln. »Und ich gehe mit und nehme Unterricht bei dem Therapeuten, du darfst dann bloß nicht sauer sein, wenn ich Klassenbester werde.« Zum ersten Mal konnte ich fast die Anfänge eines Lachens entdecken. Es stimmte mich traurig, aber ich erinnerte mich, dass Humor eine der besten Arzneien ist, die man einem Leidenden anbieten kann.

Seine Familie wünschte seine Krankheit geheim zu halten. Warum? Irgendwie wird ein Schlaganfall wie eine »Pest« betrachtet. Wenn man Krebs hat, wird man mit mehr Würde behandelt. Als ich an diesem Abend nach Hause ging, war ich sehr traurig wegen meines Freundes – wie könnte ich ihm helfen?

Mein Freund war ein fantastischer Unterhalter mit einem wunderbaren Sinn für Humor. Immer hatte er einen Witz auf Lager oder bog alles zu einem Gag um. Ich musste eine Möglichkeit finden, ihm zu helfen.

Es ist nicht immer leicht, einem Menschen mit einem Schlaganfall zu helfen. Als ein sehr berühmter Regisseur, John Schlesinger, einen Schlaganfall erlitt, rief mich eine seiner Freundinnen an, meine Exfrau Diana, und bat um Hilfe. »Sprich mit ihm«, meinte sie. »Du bringst es fertig, dass er sich besser fühlt.«

Ich rief ihn im Krankenhaus an. Sein Assistent teilte mir mit, er wolle nicht mit mir sprechen. Ich verstand diese Einstellung. In der ersten Zeit nach meinem Schlaganfall wollte ich auch mit keinem reden. Also hinterließ ich eine Nachricht, dass er bitte anrufen möge, falls er irgendwann einmal mit mir zu sprechen wünsche.

Es ist noch nicht lange her, da rief mich mein Freund Jack Valenti an, um mir zu berichten, dass sein Freund Lloyd Benson einen Schlaganfall hatte. Vielleicht könnte ich ihm helfen. Ich schrieb ihm einen Brief und seine Frau schickte mir eine sehr herzliche Antwort. Darauf schrieb ich wieder und sagte, dass ich gern mit ihm reden möchte. Ich bekam keine Antwort, aber ich habe dafür Verständnis.

Noch ein Brief von meiner Exfrau Diana:
„Ich zögere, Dich noch einmal um einen Gefallen zu bitten, nachdem Du so freundlich Verbindung zu John Schlesinger aufgenommen hast, wenn auch erfolglos. Aber ich habe gerade erfahren, dass Julie Harris einen Schlaganfall erlitten und ihr Sprachvermögen verloren hat.

Sie liegt in Boston im Krankenhaus und lässt niemanden an sich heran. Sie ist sehr, sehr deprimiert. Die Stimme zu verlieren muss für eine Schauspielerin das Schlimmste sein.

Ich bin sicher, es wird ihr eine große Hilfe sein, wenn Du ihr ein paar Zeilen schreiben könntest, um ihr Mut zu machen..."

Also schrieb ich Julie Harris einen Brief:

Liebe Julie,
vor drei Jahren hatte ich einen Schlaganfall. Ich wollte keinen Menschen sehen. Ich wollte nicht, dass mich jemand sähe. Ich lag einfach mit einer tiefen Depression im Bett.

Ich glaube, es ist sehr schwer, mit einer Depression fertig zu werden. Du musst Dich damit auseinander setzen und einsehen, dass alles immer noch schlimmer hätte sein können.

Ich schreibe an einem Buch, von dem ich hoffe, dass es Schlaganfallpatienten helfen wird. Vielleicht wird es anderen helfen, mit ihrer Depression fertig zu werden. Darf ich Dir ein Exemplar schicken?

Die Erinnerung an alles, was Du als Schauspielerin geleistet hast, erfüllt mich mit Dankbarkeit.

Gib nicht auf!

Herzlichst,
Kirk

14. Ich hasse Technik!

Am Telefon zu sprechen ist für mich sehr schwierig. Es ist mir peinlich, wenn man mich nicht versteht. Ein Handy habe ich auch nie dabei. Aber wenn ich die Straße hinuntergehe, was machen alle andern? Alle Welt geht spazieren und presst ein Kästchen ans Ohr. Sie reden mit jemandem, der weit weg ist. Autos brausen vorbei und die Fahrer streiten sich oder scherzen mit einem Gespenst. Das gefällt mir nicht. Ich entwickelte allmählich einen Hass auf die Technik.

Meine Frau kaufte mir ein schönes Auto. Sie war ganz glücklich, als der Verkäufer vorfuhr, um mir die einzigartigen Besonderheiten zu zeigen. Ich setzte mich neben ihn und er drückte auf einen Knopf.

»Welche Nummer bitte«, sagte das Auto. Ich öffnete die Tür und stieg aus. »Dieses Auto möchte ich nicht.« Meine Frau und der Verkäufer waren völlig entgeistert. »Warum?«

»Ich möchte kein Auto, das mit mir spricht.« Auch nach vielen Vorhaltungen und Erklärungen blieb ich fest. »Ich will das Auto nicht!«

Jetzt fährt Anne das sprechende Auto und ich fahre ihr altes Coupé. Wir sind beide zufrieden. Ich mache Ihnen nichts vor, Technik ist mir lästig.

Manchmal sitze ich vor dem Fernseher und drücke einen Knopf sehr schnell. Hundert verschiedene Sender stehen mir sofort zur Verfügung, alle sehr gut hörbar. Sie kommen aus der ganzen Welt. Heute ist es möglich, 1000 Kanäle zu haben. Wann werden sie aufhören?

Mein ganzes Leben lang ist es mir schwer gefallen zu verstehen, wie eine Stimme am Telefon durch Drähte geleitet werden kann. Aber heute: »Schau, Ma, keine Drähte.« Mitunter sitze ich in meinem Zimmer, schaue mich um und atme die Luft. Und ich frage mich, ob Fernsehbilder in meine Lunge strahlen. Ich habe von Leuten gehört, die mit den Metallfüllungen in ihren Zähnen ein Radiogerät einschalten können. Ich habe Angst zu atmen!

Vielleicht werden manche Leute sagen, dass der Schlaganfall mein Gehirn beeinträchtigt hat oder dass ich schlicht und einfach doof bin. Aber wie viele Menschen begreifen die Technik, die sie täglich anwenden, wirklich?

Vielleicht bin ich bloß neidisch, dass alle diese Autos, Computer- und Handybenutzer und sogar mein höchst eigener Herzschrittmacher sich so mühelos mitteilen, während ich mit jedem Wort kämpfe.

15. Ich glaube an Wunder

Aber auch die wenigen, die aufrichtig erklären können, die Technik zu begreifen, können nicht behaupten, den menschlichen Körper zu verstehen. Wenn man bedenkt, dass wir ihn seit Jahrhunderten sezieren, manipulieren und bewohnen, verstehen wir doch sehr wenig von seiner Arbeitsweise!

Wir wissen, was einen Schlaganfall verursacht – eine Gehirnblutung, d.h. dass Blut ins Gehirn austritt **oder** mangelhafte Blutversorgung des Gehirns. Was ist bei mir passiert? Ist in meinem Gehirn ein Blutgefäß geplatzt? Oder hat ein Blutgerinnsel die Blutzufuhr blockiert?

Im Allgemeinen wissen die Menschen so wenig über einen Schlaganfall. Was wusste ich denn, bevor es passierte? Nichts. Der scheinbar einfache Vorgang eines Gedankens, eines Bildes, einer Idee, die im Gehirn entstehen und sofort in Sprache ausgedrückt werden, ist so unglaublich kompliziert und dennoch nur eines der kleinen Wunder im menschlichen Körper. Ja, es ist ein Wunder. Und Wunder kommen nur von Gott.

Der große Naturwissenschaftler Albert Einstein sagte: »Es gibt zwei Möglichkeiten, die Welt zu sehen. Die eine ist, nichts als ein Wunder zu sehen, die andere ist, alles als ein Wunder zu sehen.« Einstein glaubte an Gott. Und wenn Sie an Wunder glauben, dann glauben Sie an Gott.

Seit meinem Schlaganfall sehe ich so viele Wunder überall um mich herum. Ich blicke aus dem Fenster in meinem Zimmer: grünes Gras, Eichenblätter mit silbrigen Spitzen, hohe Palmen, die sich sacht wiegen, während sie sich zum Himmel strecken, Rosen über Rosen. Alle Farben, so viele Formen, erlesene Düfte. Mir wurden die vielen, vielen Wunder im Leben bewusst, die wir als selbstverständlich hinnehmen: den Wechsel der Jahreszeiten, die Wolkengebilde am Himmel, den Sonnenuntergang, den Sonnenaufgang. Woher kommen der Wind, ein Sturm, der Regen, ein überraschender Regenbogen, dieser veränderliche Mond, der Schnee? Die Bäume bewegen sich sanft mit ihrer Last goldener Orangen, die darauf warten, gepflückt zu werden.

Ich erinnere mich an ein Lieblingsgebet, das ich in einem hebräischen Gebetbuch in der Übersetzung las:

»O Gott, wie können wir wissen? Wo können wir dich finden? Du bist uns so nah wie der Atem und doch bist du ferner als der fernste Stern. Du bist so geheimnisvoll wie die unermessliche Einsamkeit der Nacht und uns doch so vertraut wie das Licht der Sonne.«

Dies drückt mein Verhältnis zu Gott aus. Ich sage das Gebet jeden Tag auf.

Ich fühle mich wieder wie ein Kind, das die Welt zum ersten Mal sieht. Ich lebe noch immer. Ist das kein Wunder? Ich bin ein 83-jähriger Überlebender eines Schlaganfalls, ein Schauspieler, der noch arbeitet, Vater, Großvater, Ehemann, ein Mann ... ich habe Lust zu tanzen!

Wieder so jung! Gott sei Dank! Ja, Gott sei Dank, aber wie? Dann fiel es mir ein. Im Judentum wird ein Junge mit 13 Jahren im religiösen Sinn volljährig. Die Zeremonie heißt Bar-Mizwa und bezeichnet den Eintritt eines Jungen ins Mannesalter. Am Samstagmorgen wird man aufgerufen, in der Synagoge aus der Thora zu lesen. Man hält eine Rede und danach gibt es ein festliches Essen mit sämtlichen Freunden und der Familie.

In der Thora steht geschrieben, dass die Lebensspanne eines Menschen 70 Jahre beträgt. Danach beginnt man wieder ganz von vorne. Ich bin 83 Jahre alt – 13 Jahre mehr als 70. Also bin ich wieder 13. Ich werde Gott danken, indem ich zum zweiten Mal zur Bar-Mizwa gehe.

Anfangs glaubten meine Freunde, ich machte Witze. Doch ich lernte wieder die verlangten Gebete und ich war bereit.

Im Sinai Temple drängten sich Freunde, die gespannt auf meine zweite Bar-Mizwa waren. Ich war umringt von meinen Söhnen, meinen Enkelkindern, meiner Frau und meiner Exfrau. Michael brachte ein sehr hübsches Mädchen mit, Catherine Zeta-Jones, das später seine Frau wurde. So viele Kollegen waren gekommen. Karl Malden, Larry King, Red Buttons, Don Rickles, Roddy McDowell und sogar der Bürgermeister von Los Angeles, Riordan.

Nach dem Gottesdienst hielt ich eine Rede:

»Ihr müsst wissen, dass ich diesen alten Tallith – Gebetsmantel –, den ich trage, auch vor 70 Jahren bei meiner ersten Bar-Mizwa trug. Und wenn meine Mutter herunterschaut, wird sie ihn wieder erkennen.

Heute bin ich ein Mann! Aber es braucht seine Zeit, bis man wirklich ein Mann wird und in dieser unruhigen Welt seine Verantwortung übernimmt.

Ich danke euch allen, dass ihr hergekommen seid, aber mein besonderer Dank gilt den Rabbinern, bei denen ich

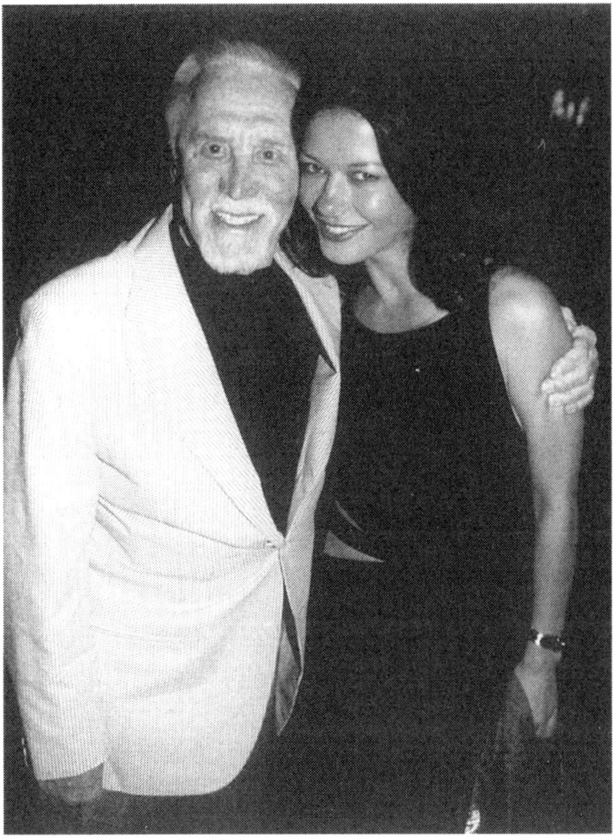

Mit meiner »hässlichen« Schwiegertocher Catherine Zeta Jones.

studiert habe. Ob ihr's glaubt oder nicht, ich kenne mehr Rabbiner als Juden.

Vor 70 Jahren, mit 13, erlebte ich meine erste Bar-Mizwa. Junge, war ich froh, als es vorbei war! Keine Lineale mehr über den Handrücken, wenn ich diese Gebete und Rituale nicht alle kannte. Ich brachte meine Bar-Mizwa hinter mich und entfernte mich weit vom Judentum. Ich wusste, dass ich Jude war, aber ich behielt es für mich.

Viele Jahre lang ging ich ganz darin auf, einen Film nach dem andern zu drehen – so viele Wikinger und Römer zu töten, Leute im Ring k.o. zu schlagen, mit Burt Lancaster mit dem Revolver abzurechnen.

Viele Jahre lang war ich so beschäftigt, hatte keine Zeit, an irgendjemanden zu denken außer an mich-mich-mich.

Es war mir nicht wichtig, in eine Synagoge zu gehen, aber eines tat ich als Jude – ich fastete immer zu Jom Kippur. Zwar arbeitete ich weiter in Filmen, doch ich fastete. Und ich darf euch verraten, es ist nicht einfach, mit leerem Magen eine Liebesszene mit Lana Turner zu drehen.

T. S. Lewis schrieb: ›Schmerzen sind Gottes Megafon, um eine taube Welt aufzuwecken.‹ Ich wusste eigentlich nicht, was das bedeutete, bis ich in einem Hubschrauber saß und wir 17 Meter über dem Boden mit einem kleinen Flugzeug zusammenstießen. Als ich im Krankenhaus aufwachte, stellte ich überrascht fest, dass ich am Leben war, aber ich war erfüllt von Schmerz und Schuld. Ich erfuhr, dass zwei junge Menschen in dem anderen Flugzeug ums Leben gekommen waren.

Ich war in den Siebzigern – warum war ich am Leben geblieben? Jahrelang litt ich unter Schmerzen und dann – ich weiß nicht, warum – begann ich die Thora zu studieren. Mit einem Rabbiner ging ich die Thora zweimal durch. Ich wurde stolz darauf, Jude zu sein. Vielleicht zu

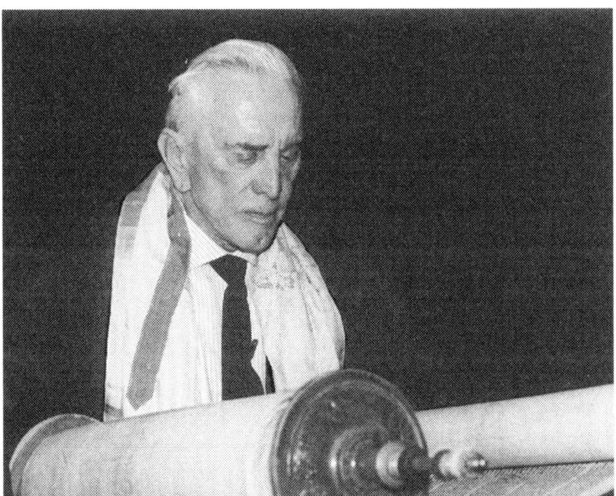

Bei meiner zweiten Bar-Mizwa lese ich die Thora.

stolz, denn ich beschloss, in Moses' Fußstapfen zu treten und den Berg Sinai zu besteigen. Warum nicht? Er war in meinem Alter, als er es tat.

Die Reaktion meiner Frau: ›Einen Berg besteigen! Mit deinem Rücken!‹

Aber sie bestand darauf, dass ich mich gründlich untersuchen ließ. Also stellte mich Dr. Gold auf ein Laufband, verkabelte meinen Körper, während meine Frau Anne mich genau beobachtete.

Nach ein paar Minuten hielt der Arzt das Laufband an. ›Kirk, warum bleibst du nicht hier – lass deine Frau den Berg besteigen.‹ Frauen verderben immer alles.

Aber die Rituale des Judentums interessieren mich nicht im gleichen Maß wie die spirituelle Seite. Glaubt, was jeder Religionslehrer euch lehrt – du sollst deinen Nächsten lieben wie dich selbst.

Eine Sache verwunderte mich. Es gibt nur einen Gott für alle Menschen. Die Anhänger beinahe jeden Bekenntnisses glauben an den Gott Abrahams. Die Muslime lassen sich von Mohammed zu ihm führen. Die Christen versuchen, denselben Gott zu erreichen, indem sie Jesus folgen, und wir Juden versuchen, den Berg zu besteigen und Gott an der Hand von Moses zu finden. Alle sind wir Kinder Gottes.

Kardinal O'Connor, der Erzbischof von New York, sagte: ›Während wir ein weiteres Jahrtausend in unserem jüdisch-christlichen Verhältnis beginnen, wollen wir unsere Begegnung mit neuer Achtung voreinander und sogar gegenseitiger Liebe als Kinder Gottes erneuern. Indem wir auf unsere eigene Weise arbeiten, aber auch zusammenarbeiten, damit wir beide uns weiterhin für die Erfüllung der Wege Gottes einsetzen.‹

Heute bin ich 83 – 70 Jahre nach meiner ersten Bar-Mizwa ist es mir erlaubt, eine zweite zu erleben. Zu einer dritten kann ich erst gehen, wenn ich 153 Jahre alt bin.

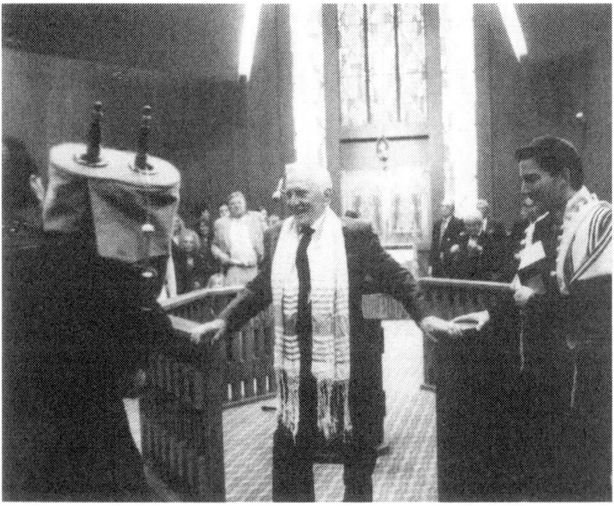

Meine zweite Bar-Mizwa im Alter von 83 Jahren.

Warten wir nicht so lange – heute bin ich wieder 13 Jahre alt – ich verspreche, ich verspreche, ein guter Junge zu sein.«

Ich war glücklich über einen Brief von Kardinal O'Connor, bevor er starb. Er freute sich zu hören, dass ich ihn zitiert hatte.

Ungefähr ein Jahr später drehte ich den zweiten Film seit meinem Schlaganfall. Es war eine Folge der Fernsehserie *Touched By An Angel,* geschrieben von Rabbi Joseph Telushkin. Die Geschichte handelte von einem Mann und seinem Enkelsohn, die zusammen zur Bar-Mizwa gehen. Ich war bereit zu dieser Rolle.

16. Gott um den Bart gehen

»Kirk, gehst du Gott um den Bart?«

Die Frage, die mein Freund Rick Gold mir unvermittelt stellte, erschreckte mich.

»Wie meinst du das?«

»Du bist 83 Jahre alt?«, betonte er unnötigerweise.

»Na und?«

»Du hattest einen Hubschrauberunfall?«, spottete er.

»Klar.«

»Einen Schlaganfall?«

»Ja.«

Unerschrocken fuhr er fort: »Einen Schrittmacher?«

»Worauf willst du hinaus?«

»Denkst du jemals ans Sterben?« Jetzt hatte er mich im Visier.

Ich zögerte, dachte angestrengt nach, um mir eine gute Position gegen alles, was da kommen mochte, zu verschaffen. »Albert Schweitzer sagte, jeder sollte sein Leben so führen, als säße ihm der Tod auf der Schulter.«

»Ich spreche nicht mit Mr. Schweitzer, ich spreche mit dir.«

»Ich höre!«

»Du und Anne, ihr tut viel Gutes, Spielplätze für Kinder, Zentren für alte Herrschaften mit Alzheimer, Programme zur Wiedereingliederung obdachloser Frauen ... ein artiger Junge.«

»Na und?« Jetzt war ich ungehalten.

»Das meine ich mit ›Gott um den Bart gehen‹.« Ein tückischer schlanker Pfeil, der seinem Ziel entgegen flog.

Ich ging in Deckung. »Rick, ich verstehe dich nicht.«

»Warum bist du zum zweiten Mal zur Bar-Mizwa gegangen? Was für ein guter kleiner Junge!« Er lachte sarkastisch.

Ich war so wütend, dass ich kein Wort herausbrachte.

Nach einem Schlaganfall macht jeder Ärger das Sprechen noch schwieriger.

Er antwortete an meiner Stelle: »Also wird Gott im nächsten Leben gut zu dir sein.« Ziel erreicht. Einschlag. Ich war verblüfft. Ich wusste nicht, wie ich reagieren sollte. Er ließ mich stehen.

»Gott um den Bart gehen!« Es wollte mir nicht aus dem Kopf. Seit meinem Schlaganfall hatte ich viel über das Sterben nachgedacht. Es fällt schwer zu akzeptieren, dass der Tod das Ende von allem sei.

Jedes Mal, wenn ich ins Büro geh, werde ich daran erinnert. Zwar gibt es auch in meinem Haus einige wenige Erinnerungen an Filme, aber in meinem Büro sind die Wände mit Plakaten von meinen Filmen tapeziert. Ich betrachte sie. *Einsam sind die Tapferen:* Walter Matthau, einst so lebensfroh, tot. *Zwei rechnen ab:* Burt Lancaster, mein lieber Freund, tot. *20 000 Meilen unter dem Meer:* James Mason, Paul Lucas, Peter Lorre, tot, tot, tot. *Stadt der Illusionen:* Lana Turner, von so aparter Schönheit, tot. Ihre Freundin Ava Gardner, *Sieben Tage im Mai,* tot. *Spartacus:* Lawrence Olivier, Charles Laughton, Stanley Kubrick ... es reicht! Ich will's nicht mehr sehen. Aber als ich gehen will, fällt mein Blick auf ein großes Poster und ich starre meinen lieben Freund Tony Quinn an. Gott sei Dank, wenigstens er war am Leben. Was für ein guter Freund und so komisch! Ich erinnere mich, wie er die Geschichte von der Hochzeit mit seiner zweiten Frau Iolanda erzählte. Sie hatten bereits zwei kleine Kinder miteinander. Am Morgen der Hochzeit war der Ehering verlegt. Hektisch suchte Tony danach, während die Kinder zuschauten. Wütend schrie er sie an: »Helft mir den Ring suchen. Wollt ihr nicht, dass ich eure Mutter heirate?«

Eine Woche nachdem ich das Bild betrachtet hatte, starb er. Wie sehr wird er mir fehlen. Ich werde mir Tony immer tanzend in Alexis Sorbas vorstellen, so glücklich, so voller Leben. Dieses Bild wird mir immer bleiben.

Eine Woche später bekam Carol O'Connor einen Herzinfarkt und starb. Ich war sprachlos. Einen Monat zuvor hatte er mich noch vor meiner Ansprache bei einem Wohltätigkeitsessen zugunsten des John Wayne Cancer Institute mit überschwänglichen Worten vorgestellt.

Ich mochte Carol. Ich hatte ihm seine erste Filmrolle gegeben, in *Einsam sind die Tapferen*. Er spielte den Fahrer einer Lastwagenladung Toiletten, der über eine regennasse Fernstraße rast. Ich ritt auf meinem Pferd Whiskey und war im Begriff, die Straße zu überqueren. Sein Lastwagen krachte in uns beide. Armer »Archie Bunker«. Er verbrachte so viel Zeit damit, gegen Drogendealer zu kämpfen, die seinen Sohn in den Selbstmord getrieben hatten.

Kaum hatte ich seinen Tod verwunden, als Jack Lemmon an Krebs starb. Es wollte mir nicht in den

Kopf! Ich hatte mich auf unser nächstes sonntägliches Pokerspiel mit ihm und seiner Frau Felicia in Barbara Sinatras Haus gefreut. Seltsamerweise trat sein Tod fast auf den Tag ein Jahr nach dem Tod seines besten Freundes Walter Matthau ein. Was für ein Schlag. Ich hatte auch Walter seine erste Arbeit in einem Film gegeben; in der ersten Produktion meiner Firma, *Als Vergeltung sieben Kugeln*, ritt er ein Pferd, das er hasste. Später arbeiteten wir in *Einsam sind die Tapferen* zusammen. Eines Abends nach der Arbeit liefen wir einem Schmuckverkäufer, der einen Karren mit seiner Ware schob, über den Weg. »Kaufen wir doch was für die kleinen Frauen«, schlug Walter vor. (Er war sehr in seine Frau Carol verliebt.) Ich war einverstanden. Der Verkäufer breitete seine Waren auf dem Tisch meiner Garderobe aus. Ich wählte ein preiswertes Paar Ohrringe für Anne und Walter suchte einen Ring für 100 Dollar aus. Während der Verkäufer unsere Käufe einpackte, fragte Walter: »Was halten Sie von doppelt oder nichts?« So lange ich Walter kannte, war er Gewohnheitsspieler. Er spielte um alles. Der Händler willigte ein und sie warfen eine Münze. Walter gewann, aber er schien sich darüber nicht zu freuen. »Werfen wir noch einmal«, meinte er. Ich traute meinen

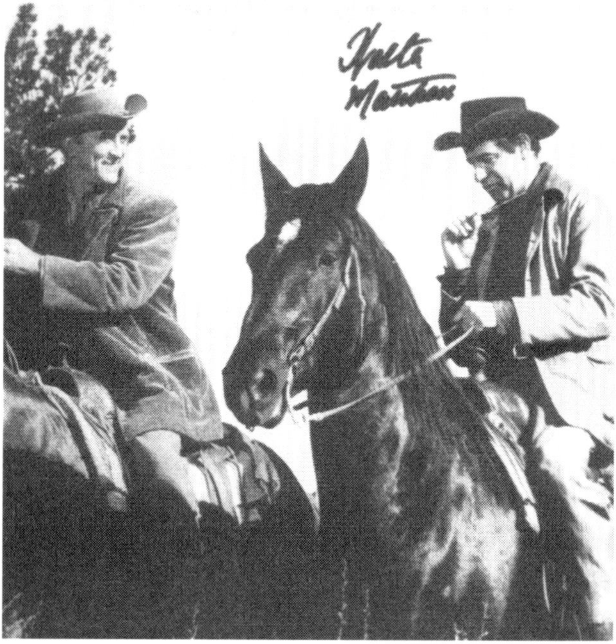

Walter Matthau war ein großartiger Bühnendarsteller. Seine erste Arbeit im Film gab ich ihm, glaube ich, in »Als Vergeltung sieben Kugeln«. *Wir arbeiteten auch in* »Fremde, wenn wir uns begegnen« *und* »Einsam sind die Tapferen« *zusammen. Was für ein wunderbarer Schauspieler! Aber Pferde konnte er nicht ausstehen.*

Ohren nicht. Womöglich haben Spieler einen angeborenen Wunsch zu verlieren.

Wie Walters Tod Jack getroffen haben muss. Sie waren so gute Freunde – dieses merkwürdige Paar. Mit Jack zusammen habe ich nie gearbeitet. Sein Büro lag auf demselben Flur gegenüber von meinem. Ich musste immer schmunzeln, wenn er in eine Parklücke fuhr. Manche Menschen tragen ihr Herz auf der Zunge. Jack trug es auf seinem Nummernschild. Darauf stand JL♥FL. Ja, er war in Felicia sehr verliebt.

Michael und seine bildhübsche Catherine begleiteten mich zum Gedenkgottesdienst für Jack, der im Westwood Village Memorial Park stattfand. Michael hatte mit ihm in dem Film *Das China-Syndrom* zusammengearbeitet.

Auf dem Weg zur Kapelle überquerten wir den Friedhof – keine Grabsteine, nur Tafeln, die flach auf dem grünen Gras liegen. Vor Jahren kauften Anne und ich hier ein Doppelgrab. Mich beschlich ein merkwürdiges Gefühl. Ich begann zu plappern. »Marilyn Monroe ist hier begraben. Walter Matthau auch. Und heute gesellt sich Jack zu ihnen. Sie haben alle in diesem wunderbaren Film *Manche mögen's heiß* zusammengearbeitet.« Es trat eine verlegene Pause ein. Keiner sagte etwas, während wir in die Kapelle eintraten. Ich hatte noch immer dieses merkwürdige Gefühl. Ich hatte oft über den Tod geschrieben, aber ich glaubte nicht daran. Unverwandt betrachtete ich den Sarg, der mit einem ganzen Berg roter Rosen bedeckt war. Das ist wirklich. Du stirbst wirklich! Kein Archie Bunker mehr, kein Alexis Sorbas, kein Seltsames Paar mehr. Dahin, dahin, dahin.

In jener Nacht hatte ich einen Traum. Jemand, ich weiß nicht wer, betrachtete mit zusammengebissenen Zähnen ein Plakat von mir. Eine Stimme sagte: »Oh, das ist Kirk Douglas – er ist tot.« Wie lange wird es dauern bis zu dem Tag, an dem jemand sagt: »Ach, Kirk Douglas, tot.«

Aber was geschieht danach? (Nicht die Recyclinganlage!) Würde ich meine Mutter treffen? Ach, wie gern würde ich ihr für all die Dinge danken, für die ich mich nie bedankt hatte. Ich bin so froh, dass sie es noch erlebte, wie ich nach *Champion* zum Star wurde. Ich flog nach Albany, New York, um sie zu besuchen. Die Szene ist mir noch lebhaft in Erinnerung: mehrere ihrer Bekannten, alle ebenfalls Immigranten, um den Tisch und meine Mutter, die mich anstrahlte und der Gruppe verkündete: »Dies ist mein Sohn. Die Erde erbebt, wenn man seinen Namen nennt.«

Die Juden verstehen sich auf Übertreibungen, aber mir gefiel es. Ich habe im Leben so viel Glück gehabt. Ich komme aus armen Verhältnissen. Meine Mutter konnte weder lesen noch schreiben. Aber sie brachte mir eine Menge bei. In unserer Küche in Amsterdam hing ein Blechkästchen an der Wand, ein *pushke*. Ab und zu warfen wir Pennies hinein, gelegentlich einen Nickel, um anderen armen Leuten zu helfen. Wir wohnten an den Eisenbahngleisen, und wenn ein Landstreicher an die Tür kam, gab ihm meine Mutter immer etwas. Dabei hatten wir selbst nicht viel zu essen. Ich wurde belehrt, dass diejenigen, die mehr haben, denen helfen sollten, die weniger haben. Selbst ein Bettler muss einem anderen Bettler abgeben, der noch schlechter dran ist.

»Gott um den Bart gehen!« Mag sein. Zweifellos bin ich zu ichbezogen gewesen. Vor langer Zeit sagte ein Freund betrübt zu mir: »Kirk, du gleichst einem Ozeandampfer, der die Wellen durchschneidet und direkt seinem Lebensziel entgegeneilt. Deine Freunde sind wie Entenmuscheln, die am Kiel festsitzen. Wenn das Tempo zu rasant wird, fallen sie ab.« Rückblickend kann ich nicht glauben, dass ich einmal so egoistisch war.

Heute erhielt ich ein Fax, das mich an meine Fehler erinnerte.

»Lieber Mr. Douglas,
mein Vater, Paul Wilson, war in den 40er Jahren ein Freund von Ihnen. Soviel ich weiß, wohnten Sie sogar bei der Familie Wilson, als Arbeitsplätze knapp waren. Mein Vater starb vor kurzem und bei seinen Papieren fanden wir alte Programmhefte und Zeitungsausschnitte, in denen Sie vorkommen. Ich würde Ihnen gern Kopien zuschicken, wenn Sie sie haben möchten. Bitte nehmen Sie Verbindung mit mir auf.«

Diese Nachricht schockierte mich und brachte mir zum Bewusstsein, dass ich meine Freunde tatsächlich oft wie festhaftende Muscheln behandelt hatte.

Ich schrieb an die Tochter meines Freundes:

»Liebe Mrs. Patron,
Ihr Fax hat mich sehr traurig gemacht. Ich hatte Ihren Vater sehr gern. Er war mir ein guter Freund, als ich damals nach New York kam, um die Schauspielschule zu besuchen. Ich wartete auf einen Arbeitsplatz mit Zimmer in Greenwich Village, zwischenzeitlich hatte ich nichts. Keine Wohnung.

Paul nahm mich mit zu sich und ich glaube, ich blieb so ungefähr zwei Wochen dort. Ich bin davon überzeugt, dass seine Mutter glaubte, ich würde ›Der Mann, der zum Essen kam‹. Wir verloren einander aus den Augen, als ich nach Hollywood ging, aber das war meine Schuld. Ich kenne Paul. Er hätte nie den Anschein erwecken wollen, sich in mein Leben einzumischen. Es lag wirklich an mir. So viele Male sagte ich zu mir: ›Mensch, ich muss Paul ausfindig machen.‹ Einmal, glaube ich, berichtete mir jemand, er sei nach Jersey gezogen, aber ich war zu egoistisch, der Sache nachzugehen, weil ich mich einzig um meine Arbeit und Familie kümmerte. Als ich Ihr Fax erhielt, war es wie ein Tritt in den Hintern. Warum war ich so ichbezogen? Warum vergaß ich jemanden, der mir half und mir seine Freundschaft schenkte, als ich sie wirklich brauchte? Gale, Ihr Vater war ein prima Kerl und ein Gentleman. Wir hatten viel Spaß zusammen. Verzeihen Sie mir bitte, dass ich so egozentrisch war und mich nicht mit meinem alten Freund in Verbindung setzte. Ich wäre für jedes Erinnerungsstück dankbar, das Sie mir schicken.

Mit besten Wünschen, Kirk Douglas.«

Ich schämte mich. War es vor 60 Jahren gewesen? Wie die Zeit verfliegt, wenn man nur an sich denkt. Ich hätte Paul gern noch einmal gesehen, um ihm dafür zu danken, dass er so ein guter Freund gewesen war. Doch jetzt ist es zu spät. Ich schließe die Augen und sehe ein Schiff, das gute Fahrt macht, während die Muscheln vom Kiel abfallen.

Der Schlaganfall hat mich gelehrt, mifühlender zu sein, mich mehr um meine Beziehungen zu den Menschen, die ich liebe, zu bemühen, Freundschaft mehr zu schätzen, meine Umgebung bewusster wahrzunehmen, kürzer zu treten und ein reicheres spirituelles Leben zu pflegen.

Weil es für mich schwierig und ermüdend war zu sprechen, verlegte ich mich mehr aufs Lesen. Ich brauchte meine Zeit nicht mehr mit der Beurteilung von Drehbüchern zu verbringen, weil nur wenige angeboten wurden. Also begann ich, alles und jedes über das Judentum zu lesen. Je mehr ich die Bibel studierte, desto mehr interessierte ich mich für die Juden, die so halsstarrig waren und Gottes Geduld auf eine harte Probe stellten. Gewiss, es war eine mühselige Wanderschaft durch die Wüste, aber sie hörten nicht auf zu klagen: »Wir wären besser als Sklaven in Ägypten geblieben.« Nach zehn Plagen die Teilung des Roten Meeres – wie konnten sie das sagen? Moses verließ sie für kurze Zeit, um den Berg Sinai zu besteigen und die Zehn Gebote zu empfangen. Aber nein, sie konnten nicht warten. Sie schmolzen ihren ganzen Goldschmuck und schufen daraus ein Goldenes Kalb, das sie anbeteten. Wie konnte Gott weiterhin mit ihnen Geduld haben? Und mit mir?

Dann kam Jom Kippur, der Versöhnungstag, der Tag, der mir Angst macht. Und dies war das erste Mal nach meinem Schlaganfall. Am Ende dieses feierlichen Tages, eines Tages des Kummers, wird das Buch des Lebens geschlossen, darin eingetragen ist, wer leben wird und wer sterben wird. Und ich frage mich, in welcher Kategorie ich geführt werde.

Zwar wurde der Gottesdienst weitgehend auf Hebräisch abgehalten, doch enthielt das Gebetbuch die englische Übersetzung der Gebete. Als ich klein war, gab es in der Synagoge nur Gebete auf Hebräisch. In der hebräischen Schule lernte ich Hebräisch lesen, aber ich verstand nicht, was ich aufsagte.

Als ich jetzt aufstand, um die Übersetzung des Gottesdienstes zu lesen, war ich überrascht. Fast jede Zeile war eine Anbetung Gottes:

»Lobe den Herrn, dem alles Lob gebührt. Gepriesen sei der Herr unser Gott. Wer ist wie Du, Ewiger? Wer ist wie Du, majestätisch in Heiligkeit? Du bist das Erste und das Letzte. Gerühmt sei die Herrlichkeit Gottes, geheiligt sei Sein großer Name. Gelobt sei der Herr, unser Gott, der Herr aller Menschenalter. Du bist heilig: Erhaben ist Dein Name. Du bist unser Herrscher und unser Helfer, unser Erlöser und Beschützer.«

Immer und immer wieder machte es mich beklommen. War das Gott um den Bart gehen? Ich meine nicht, dass Gott diese ganze Anbetung wünscht. Ich glaube, Gott ist es lieber, wenn man etwas Gutes im Leben tut.

Tikkun Olam ist ein hebräischer Ausdruck, der »die Welt in Ordnung bringen« bedeutet. Es ist ein zentraler Gedanke in einer jüdischen mystischen Anschauung, dass die Welt zerbrochen geschaffen wurde und es unsere Aufgabe ist, sie auf jede uns mögliche Weise instand zu setzen. Gleichzeitig dürfen wir nicht vergessen, dass »es nicht unsere Aufgabe ist, das Werk zu vollenden, wir aber auch nicht frei sind, davon Abstand zu nehmen«.

Eine der Möglichkeiten, diese Welt zu einem besseren Ort zu machen, ist, Schönheit zu schaffen.

Ich tu das jeden Freitagabend, wenn ich den Sabbat begrüße. Dann bete ich über den Kerzen in Leuchtern, die meine Mutter aus Russland mitgebracht und mir hinterlassen hat. Sie müssen weit über 100 Jahre alt sein. Während ich dies tu, werde ich an meine Mutter erinnert, fühle mich Gott näher, meiner Familie, und ich habe das Licht vermehrt, sei es auch nur für einen Augenblick. Man kann auf seine eigene Art und Weise beten.

Ich versprach, ein »guter Junge« zu sein. Ich glaube, Gott möchte, dass ich andern helfe. Und so bete ich auf meine Weise.

Im Mittelalter erklärte ein Rabbiner das Gebet einmal mit einem wunderbaren Gleichnis. Wenn wir beten, sagte er, glauben wir, dass wir Gott verändern. Stellen Sie sich einen Mann in einem Ruderboot vor, der sich dem Ufer nähert. Für einen, der nicht weiß, was vor sich geht, könnte es so aussehen, als zöge er eigentlich das Ufer näher zu sich. Auf ähnliche Weise könnte es, wenn wir beten, so scheinen, als versuchten wir, Gott näher zu uns zu ziehen. Aber in Wirklichkeit bringen wir uns näher zu Gott.

Also lautet mein Rat an jeden: Beten Sie, wie auch immer Sie jene höhere Macht wahrnehmen. Beten Sie, es wird Ihnen helfen.

Wenige Wochen später aß ich im Club zu Mittag. Ich spürte eine Hand auf meiner Schulter und hörte ein Flüstern im Ohr.

»Ich habe beschlossen, ihm um den Bart zu gehen.« Ich drehte mich um. Es war mein Freund Rick.

»Warum?«, wollte ich wissen.

»Es kann nicht schaden.« Er lächelte und ging weiter.

17. Habe Schlaganfall, werde reisen

Während des ersten Jahres nach meinem Schlaganfall fühlte ich mich wie eine Raupe, indem ich mich langsam bewegte und an meinen Kokon klammerte. Jetzt hatte ich genug gelernt, um mit meinem Leben einigermaßen zurechtzukommen – ein »Leitfaden« zum Überleben. Zwar fiel es mir noch immer schwer, meinen Kokon zu verlassen, aber ich war davon überzeugt, dass es sein musste. Ich verbrachte so viel Zeit darin, weil ich mich darin geborgen fühlte. Jedenfalls reiste ich nicht weit. Ich fuhr mit dem Auto ins Büro, zehn Minuten, oder in die Praxis meines Arztes, elf Minuten, oder zum Golfplatz, zwölf Minuten. Jetzt, im zweiten Jahr nach dem Schlaganfall, wollte ich meine Flügel ausprobieren und wie ein Schmetterling in die Welt hinausflattern.

Meine Frau ist eine leidenschaftliche Tennisspielerin, und nun stand das Turnier in Wimbledon vor der Tür. Vor meinem Schlaganfall waren Anne und ich jedes Jahr hingefahren. Jetzt war mir klar, dass das Treppensteigen dort für meine kaputten Knie zu schwierig würde (du meine Güte, das ergibt eine ganze Liste, was bei mir alles nicht in Ordnung ist!). Das war aber nicht der einzige Grund. Ich hatte Angst, so eine weite Reise zu machen. Da ich ihr das Vergnügen nicht nehmen wollte, schlug ich ihr vor, allein zu fliegen. Sie weigerte sich, mich allein zu lassen.

Ich beschloss, meinen Mut zusammenzunehmen. »Anne, warum gehst du nicht nach London und ich komme eine Woche später nach?« Sie sah mich überrascht an. »Wir können dann nach Israel fliegen und die Spielplätze einweihen, die wir gebaut haben, dann weiter nach Jordanien.« Anne war sprachlos.

Mit Trauer hatte ich erfahren, dass König Hussein gestorben war, kurz nachdem ich seinen Brief erhalten hatte. Ich wunderte mich, als Husseins Sohn, König Abdullah, den Wunsch seines Vaters zu erfüllen wünschte. Die Einladung galt noch. Wir beschlossen, sie anzunehmen.

Ich hatte große Angst, so eine lange Reise anzutreten. Aber Anne war schon in London und konnte meine Sorge nicht sehen. Ein Schlaganfall zerstört das Selbstvertrauen. Jeden Tag kommt man an einen kritischen Punkt, an dem man denkt, man werde nicht in der Lage sein zu sprechen. Am Ende jeden Tages zerfällt das Sprechvermögen tatsächlich. Das kann natürlich mit dem einen oder anderen harten Drink zu tun haben. Aber *diesen* Preis will ich gern zahlen.

Die stärkste und umfassendste Geborgenheit finde ich bei meiner Frau. Es ist tröstlich zu wissen, dass immer jemand da ist, der sich um einen kümmert. Ich fühle mich wohler, wenn ich weiß, dass sie im Zimmer nebenan ist. Wenn wir streiten, sage ich am Ende immer: »Falls du mich jemals verlässt, gehe ich mit dir.«

Eines Tages las Anne einen Artikel über den beklagenswerten Zustand aller Schulhöfe und Spielplätze in Los Angeles. Sie rief ein Programm ins Leben, nach dem die verwahrlosten Plätze saniert werden sollen. Wenn ein Objekt fertig ist, begleite ich meine Frau zur Einweihung. Sie hat über 100 Schulhöfe und Spielplätze wieder hergerichtet. Jetzt hat sie Pläne für weitere 400. Ich bin sehr stolz auf das, was meine Frau erreicht hat. Einmal sagte ich zu ihr: »Anne, das ist wirklich ein fantastisches Projekt. Was kann ich dazu beitragen?« Sie antwortete: »Dreh einen Film ... wir brauchen das Geld!«

Ich versuchte, meine Ängste vor einer so langen Reise zu verbergen – ein Direktflug, LA nach London, zwölf Stunden. In 13 000 Meter Höhe meinem Ziel entgegenrasend, alle Rettungsleinen durchtrennt. Ich versuchte mich zu entspannen. Zu schlafen. Bilder von meiner Mutter und Eiskreme mit meinem Vater wirkten in dieser Höhe nicht. Aber ich betete viel.

Ich verließ das Flugzeug wie ein General. »Die Truppe darf dich nie schwanken sehen«, riet mir mein Sohn Joel stets.

»Wie war der Flug?«, fragte meine Frau.

»Eines habe ich gelernt.«

»Und das wäre?«

»Nimm nie eine Schlaftablette und eine Abführpille in derselben Nacht.«

»Wie bitte?«

»Ich mach nur Spaß, ich habe auf der ganzen Strecke geschlafen.«

Sie lachte, aber ich weiß, dass sie mir nicht glaubte. Es spielte keine Rolle, denn in unserer Umarmung hielt ich meine Rettungsleine.

18. Spielplätze in Israel

Wenn ich in einem Film eine starke Rolle spiele, suche ich nach irgendeiner Schwäche, und in einer schwachen Rolle suche ich nach einer Stärke. Jetzt war mir zumute, als hätte ich meine ganze Kraft dafür aufgebraucht, mit dem Schlaganfall fertig zu werden. Jetzt konnte ich es mir leisten, schwach zu sein.

Ich muss etwas gestehen: Seit dem Schlaganfall komme ich mir vor wie ein kleiner Junge, der sich an die Hand der Mutter klammert, wo er Geborgenheit findet. Ich mochte dieses Gefühl. Was halten Sie jetzt von Spartacus?

Unser Londonaufenthalt ging schnell vorbei und ehe ich mich's versah, saßen wir an Bord eines Privatflugzeugs, einer Challenger, die uns nach Tel Aviv flog. Diesmal fühlte ich mich geborgen. Ich ließ sogar Annes Hand los. Wir landeten in Israel.

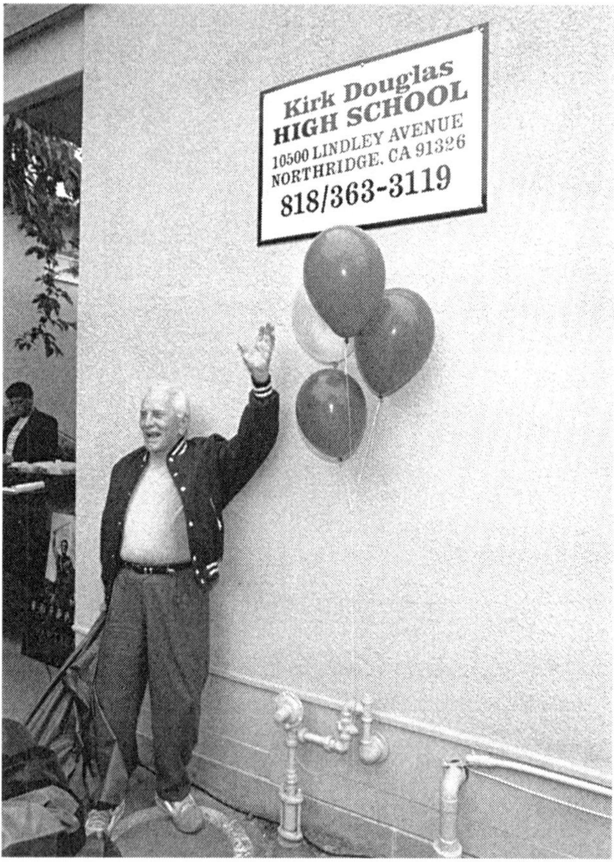

Dieser Augenblick war eine unerwartete Ehre für mich und er bedeutete mir viel. Ich gehe wieder zur Schule!

Wir weihten zwei Spielplätze in der Altstadt von Jerusalem ein. Der erste war ein großer Park für die arabischen Kinder auf einer Hochebene, von der aus man auf Jerusalem blickt. Man musste viele Stufen hinaufsteigen, was für mich mit meinen schlechten Knien unmöglich war. Ich kam in einem kleinen Motorkarren an, der die Stufen zum Spielplatz hinaufholperte.

Zu meiner Freude sah ich am Eingang die Inschrift, auf der ich bestanden hatte: »Zur Erinnerung an die Kinder von Oklahoma«. Ich wollte die Menschen daran erinnern, dass überall, wo Bomben fallen, Kinder getötet werden. Jetzt spielte ich Fußball mit glücklichen arabischen Kindern. Es entging mir nicht, dass sie mir den Ball sehr behutsam zukickten. Solche Hinweise auf mein Alter kann ich nicht ausstehen. Anne raste auf einem Roller um den Park herum und klatschte Beifall. Und als eines der Kinder meinte: »Ihre Tochter macht das sehr gut mit dem Roller«, hätte nicht viel gefehlt und ich hätte dem süßen Bengel in den Hintern getreten!

Land ist sehr knapp in der Altstadt. Die aus Stein gebauten Häuser drängen sich eng über- und nebeneinander, die Straßen sind bloß schmale Gassen mit Kopfsteinpflaster und es gibt nicht viele Plätze, wo Kinder spielen können. Manchmal spielen sie auf

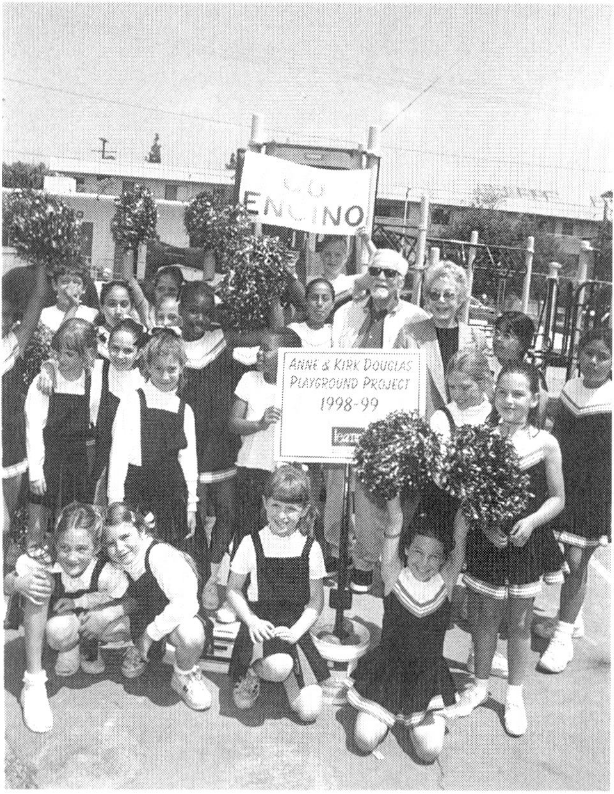

Die Einweihungen von Spielplätzen und Schulhöfen sind immer erfreuliche Ereignisse, aber es ist mir ein Gräuel, wenn meine Frau mich morgens weckt und mir sagt, dass ich »in die Schule gehen muss«.

Flachdächern und träumen von einem Fußballplatz. Von dort gingen wir in das nicht weit entfernte jüdische Viertel. Die Kinder trugen Uniformen, um die Eröffnung eines neuen Fußballplatzes zu feiern. Ein kleiner Junge, der noch nicht bis zum Mikrofon reichte, sagte ein langes selbst verfasstes Gedicht auf, das mit den Worten endete: »Mit Dank an Kirk, der uns diesen Fußballplatz schenkte.« Ich war glücklich.

19. Am Jordan

Als ich vom Tod König Husseins hörte, war ich am Boden zerstört. Sein Brief an mich nach meinem Auftritt bei der Oscar-Verleihung hatte mich mit großer Hoffnung erfüllt. Und nun könnte ich seine Einladung zu einem Besuch Jordaniens nicht mehr annehmen. Ich irrte mich. Sein Sohn, der neue König, übernahm die Einladung.

Am nächsten Tag unserer Reise brachte unser Fahrer Ronin uns zur Allenby-Brücke an der israelisch-jordanischen Grenze. Als wir darauf zufuhren, war ich beinahe dankbar für den Schlaganfall. Er brachte Aufregung in mein Leben. Zum ersten Mal sollte ich Jordanien und den König besuchen.

Wir flogen zuerst nach Gerasa, wo wir das vielleicht schönste Beispiel römischer Ruinen auf der Welt besichtigten. Dort konnte ich das Werk begabter Künstler kennen lernen, die vor 2000 Jahren lebten. Ich stand in der Mitte des Amphitheaters, vor mir die Sitzreihen in einem ansteigenden Halbkreis. Ich sprach (mit meiner Sprachbehinderung) und war auf den entferntesten Plätzen noch zu hören. Aber ich bin mir nicht sicher, ob sie verstehen konnten, was ich sagte.

Am Abend speisten wir in einem Restaurant in der Hauptstadt Amman, das in einem aus Stein gebauten ehemaligen Stall eingerichtet worden war. Es ging darin sehr bunt, lebhaft und fröhlich zu. Kinder aßen mit ihren Eltern und alle tanzten. Anne überraschte mich damit, dass sie mit ihnen tanzte. Wir ließen uns die jordanische Küche schmecken und gingen zeitig zu Bett. Am Morgen sollten wir mit dem König und der Königin zusammentreffen.

An der langen Landstraße, die zur königlichen Residenz führt, waren in Abständen bewaffnete Wachen postiert. König Abdullah begrüßte uns in zwangloser Kleidung und die Königin gesellte sich bald darauf zu uns. Die Königin ist eine sehr hübsche junge Dame (eine Palästinenserin aus Kuwait), die perfekt Englisch spricht; sie hatte die Universität von Kalifornien in Los Angeles besucht und der König hatte in Eaglebrook studiert, an derselben Universität, die mein Sohn Michael besucht hatte. Ich war der Einzige, der mit der englischen Sprache zu kämpfen hatte!

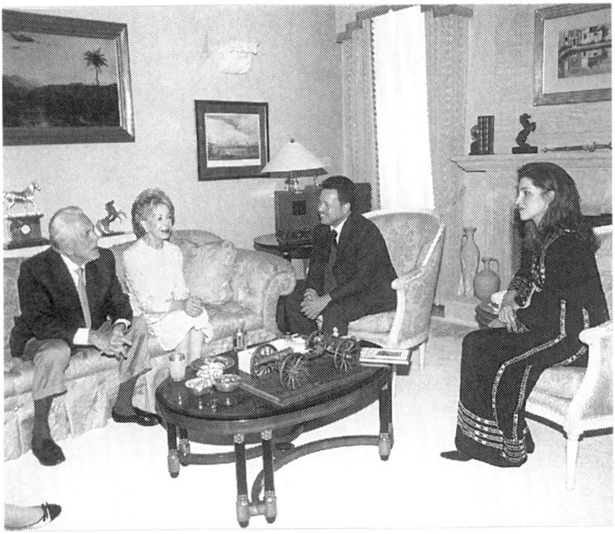

Mit dem König und der Königin in ihrer Residenz in Jordanien. Ein wirklich nettes Paar.

Der König bot an, uns in seinem privaten Hubschrauber nach Petra bringen zu lassen. Ich schluckte. Wie konnte ich erklären, dass ich seit meinem Unfall eine Heidenangst vor Hubschraubern hatte? Noch immer verfolgten mich die beiden jungen Flieger, die dabei ums Leben gekommen waren. Jetzt weiß ich, dass ich ein guter Schauspieler bin, weil ich meine Angst verschleiern konnte.

Mit dem königlichen Hubschrauber dauerte der Flug 40 Minuten. Der Lärm im Innern der Kabine machte eine Unterhaltung schwierig. Er war schön, einfach zu schauen.

Aus der Luft sieht man hohe unfruchtbare Sandsteinberge und eine gewundene Schlucht mit hoch aufragenden Felswänden zu beiden Seiten. Auf dem Boden gelangt man zu einem engen Durchlass, wo die Felswände fast zusammentreffen, und durch diesen Spalt kann man einen ersten flüchtigen Blick auf die magische Stadt werfen. Petra, einer der außergewöhnlichsten Orte der Welt, Hunderte von Jahren unter dem Wüstensand vergessen.

Als vor einem Jahr die Einladung König Husseins eintraf, konnte ich gar nicht daran denken, eine so weite Reise bis nach Jordanien und Petra zu wagen. Und jetzt war ich hier – der Schlaganfall als Glücksfall.

Vom Boden aus steigert sich das Erlebnis. Das Erste, was einem vor Augen kommt, ist ein wunderbares, als Kloster bezeichnetes Bauwerk. Man kann es kaum glauben, dass dies alles aus dem Felsen herausgehauen wurde – hohe korinthische Säulen mit fein gemeißelten Kapitellen. Im Sonnenlicht nahm der Stein eine rötlich-rosa Tönung an. Man stelle sich vor, dass das alles vor mehr als 2000 Jahren errichtet wurde. Während man durch die Stadt aus Stein spaziert, wird man von ihrer Schönheit schier überwältigt.

Vor Jahren, als die Beziehungen zwischen Jordanien und Israel nicht so freundlich waren, schlichen israelische Soldaten und Jugendliche über die Gren-

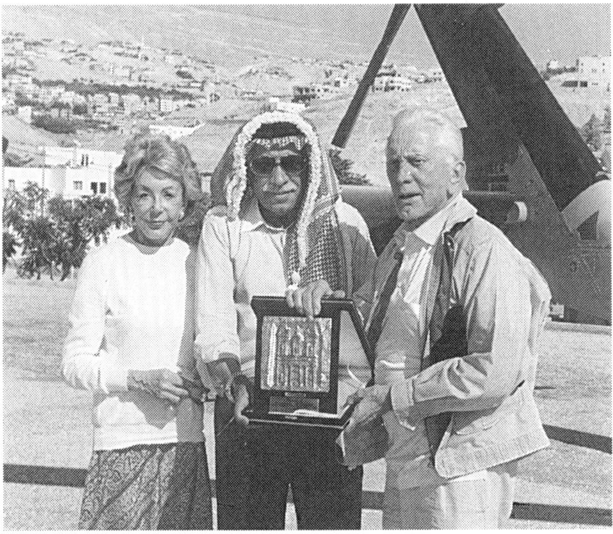

Wir bekommen ein Andenken an unsere Reise nach Petra, diesem wunderbaren Ort, geschenkt.

ze, nur um einen kurzen Blick auf die magische Stadt zu werfen. Es war eine Art von Initiation oder Mutprobe. Viele wurden von jordanischen Heckenschützen erschossen und dennoch kamen immer wieder andere. Über diese verzauberte Stadt namens Petra wurde eine schöne israelische Ballade komponiert. Wie erstaunlich, dass jemand sein Leben aufs Spiel setzt, um etwas Schönes zu sehen. Dazu muss man sehr jung sein. Das Lied wurde schließlich verboten, weil es abenteuerlustige Israelis nur ermutigte, für den Anblick von Petra den Tod zu riskieren.

Ich ritt auf einem Kamel. Der Weg zu Fuß war zu mühsam für mich. Aber haben Sie selbst jemals ein Kamel geritten? Lassen Sie es tunlichst bleiben! Ich bestaunte, was diese beduinischen Nomaden geschaffen hatten. Viele von ihnen leben noch in Behausungen, die in den Berghang gehauen sind. Diese Höhlen sind in der Sommerhitze kühl und warm im kalten Winter.

Es war Zeit, die verzauberte Stadt zu verlassen. Im königlichen Hubschrauber überflogen wir die jordanische Seite des Toten Meeres, die tiefste Senke der Erde. Durch unsere Kopfhörer kam die Stimme des Captains: »Wir fliegen jetzt unter dem Meeresspiegel.« Ich wollte gerade dieser Vorstellung nachhängen, als meine Tagträumerei unterbrochen wurde. Unser Führer deutete auf eine Bergspitze. »Und das dort ist der Berg Nebo, wo Moses stand und das Gelobte Land sah, das er nie betreten sollte.« Ich hielt den Atem an. Die Rede von Martin Luther King Jr. kam mir in den Sinn – *Ich habe einen Traum*.

Voller Ehrfurcht blickte ich zum Berg Nebo hinüber. Auch Moses hatte einen Sprachfehler. Unter allen Gestalten in der Bibel ist Moses mein Held. Was für ein Leben! Als Säugling den Wellen des Nils preisgegeben, von einer ägyptischen Prinzessin gerettet und als Prinz im Palast aufgezogen, floh aus dem Palast, nachdem er gesehen hatte, wie ein Ägypter einen Juden schlug, heiratete Zippora, eine Frau, die nicht jüdischen Glaubens war … und im hohen Alter von 80 Jahren hört Moses die Stimme Gottes, die ihm befiehlt, die jüdischen Sklaven aus Ägypten heraus zu führen. Dann beginnt die Geschichte …

Die Stimme des Führers kam weiter über die Kopfhörer. »Moses starb dort und niemand weiß, wo er begraben ist.« Ich blickte hinaus auf diesen weiten Bogen aus Bergen und Wüsten und wunderte mich über den Gott, der Moses' Seele mit einem Kuss genommen hatte. Ich fühlte mich ein wenig schuldig, weil ich so schnell nach Israel flog, in das Land, auf das Moses nach 40-jähriger Wanderung nur einen Blick werfen konnte.

20. Eine blutige Nase in Tel Aviv

Einen Spielplatz in Tel Aviv widmeten Anne und ich Yitzak Rabin, dem israelischen Ministerpräsidenten, der in Oslo versuchte, einen Frieden mit Arafat und den Palästinensern auszuhandeln. Als er nach Israel zurückkehrte, wurde er von einem Juden ermordet, einem jungen rechtsextremen Studenten.

An jenem Abend besuchten wir ein Konzert, das unser Freund Zubin Mehta dirigierte. Wir suchten ihn hinter der Bühne auf. Zubin bestand darauf, dass ich vor dem Konzert etwas zum Publikum sagte. Ich äußerte meine Bedenken, aber er ließ nicht locker. »Zubin, was soll ich denn sagen?« Er hatte sofort eine Antwort parat. »Du kannst bekannt geben, dass unser Sologeiger heute Abend nicht spielen kann, weil er Windpocken hat.« Ich willigte ein und fragte den Inspizienten, bevor ich auf die Bühne trat, wie Windpocken auf Hebräisch heißt. Er erklärte mir, dass es *Avababout* heißt. »Wie bitte?«, fragte ich und er wiederholte es ... »A-va-ba-bout.«

Als ich auf die Bühne trat, bereitete man mir einen sehr herzlichen Empfang. Ich begann: »Leider muss ich Ihnen mitteilen, dass der Sologeiger heute Abend nicht spielen kann, weil er *Avababout* hat.« Dann blickte ich ins Publikum und fuhr fort: »Wenn Sie sich fragen, warum man mich für diese Ansage ausgesucht hat (das alles in meinem Genuschel), dann deshalb, weil ich *A-va-ba-bout* aussprechen kann.« Ich trat unter stürmischem Gelächter ab.

Nach dem Konzert aßen wir mit Zubin Mehta in der Wohnung eines Freundes in Tel Aviv zu Abend. Am einen Ende des Tisches saß Shimon Perez, Ariel Sharon am andern. Der scharfsinnige Schlagabtausch war faszinierend. Das alles spielte sich ab, kurz bevor in Israel die Hölle los war.

Nachts im Bett durchlebte ich noch einmal diesen wunderbaren Abend. Ich hatte noch das Gelächter, den Applaus und das vor Geist sprühende Gespräch im Ohr. Den Schlaganfall hatte ich ganz vergessen. Mitten in der Nacht wachte ich auf. Ich schaltete das Licht an. Das Kopfkissen war getränkt vom Blut, das mir aus der Nase lief. Ich konnte die heftige Blutung nicht stillen. Das Coumadin, das ich einnahm, wirkt als Blutverdünner. Bei jedem Schnitt blute ich stark.

Ist es das? Was für eine Art und Weise, sich davonzumachen – mit einer blutigen Nase! Ich kam mir albern vor, aber immer noch tropfte Blut durch die Watte, die ich in die Nase gesteckt hatte.

Ich sah schon die Schlagzeile vor mir. »*Douglas stirbt an Nasenbluten.*« Ich scherze über den Tod, aber ich denke häufig über ihn nach – ernsthaft. Jeden Tag schlage ich die Seite mit den Todesanzeigen auf. Gestern war ein schlechter Tag. Die meisten Menschen waren mit 84 Jahren, mein Alter, oder jünger gestorben. Mir ist wohler, wenn ich von Leuten lese, die mit 90 oder darüber gestorben sind!

Anne meldete ein Telefongespräch mit meinem Arzt in Los Angeles an – um über 5000 Meilen über Nasenbluten zu diskutieren. Das Rezept war Eis und Druck. Schließlich hörte die Blutung auf. Alles war voller Blut, die Handtücher, Kissen und Bettlaken. Es war eine böse Erinnerung an meinen Schlaganfall.

21. Berlin

Als wir zum Flugplatz kamen, um den Rückflug anzutreten, wartete kein Auto, um mich zum Flugzeug zu bringen, nur ein Rollstuhl. Es war mir peinlich, aber ich setzte mich darauf und hob kein einziges Mal den Kopf, während Anne mich wie einen Krüppel zum Flugzeug schob.

Jetzt waren wir auf dem Weg zu einem Zwischenstopp in Berlin, wo ich bei den Berliner Filmfestspielen einen Preis für mein Lebenswerk entgegennehmen sollte. Dafür muss ich bereits mindestens 15 Preise erhalten haben. Als mein Sohn Michael einen Preis für sein Lebenswerk bekam, meinte ich, für einen »Preis für Nachlebenswerk« reif zu sein.

In Berlin begrüßte mich ein Schwarm von Fotografen und Journalisten. In gebrochenem Englisch bombardierten sie mich mit Fragen. Ein Journalist meldete sich mit lauter Stimme zu Wort. »Wie berührt es Sie als Jude, in Berlin zu sein?« Darauf trat eine kurze Stille ein, während der eine Bildmontage durch meinen Kopf raste. *Splitterndes Glas, »Heil-Hitler«-Grüße, Juden, die in Güterwagen getrieben werden, Berge von ausgemergelten Juden, Öfen, dunkler Rauch, der aus Kaminen aufsteigt.*

Sie warteten auf meine Antwort. Und das sagte ich schließlich zu ihnen: »Das letzte Jahrtausend ist eine Katastrophe gewesen. Meine Generation hat keine gute Arbeit geleistet – so viele Kriege, so viel Morden – und hier in Deutschland natürlich der Holocaust, vielleicht das schlimmste Verbrechen von allen – der Versuch, als Endlösung eine ganze Rasse zu vernichten.« Alle hörten sie zu.

»Aber ich glaube nicht, dass Kinder für die Sünden ihrer Väter bestraft werden sollten. Wir sollten alle hoffen, dass dieses neue Jahrtausend bessere Menschen sehen werde. Wir sollten alles in unserer Macht Stehende tun, damit wir unseren Kindern diese Chance geben.«

»Warum also sind Sie nach Berlin zurückgekommen?«

Ich ignorierte ihn, doch seine Frage machte mir zu schaffen. Ich konnte mir keinen triftigen Grund denken, warum sich ein Jude in Berlin aufhalten sollte.

An jenem Abend wurde mir der Goldene Bär der Berliner Filmfestspiele überreicht. Die Übergabe ging auf Englisch vonstatten. Ich machte jedoch Eindruck, als ich meine Dankesrede auf Deutsch hielt. Ich glaube, die deutsche Sprache klingt mit einem Schlaganfall besser.

Danach aßen wir ein ausgezeichnetes Wiener Schnitzel mit ein paar Freunden und einer jüdischen Dame, die während des Krieges in Berlin gelebt hatte. Sie war ein so glücklicher Mensch, immer nur strahlend und lachend. Aber als ich erfuhr, dass ihre ganze Familie – ihre Eltern, ihre Großmutter, ihre Tanten, Onkel und deren Kinder – in verschiedenen Konzentrationslagern umgekommen waren, platzte ich mit der Frage heraus: »Warum leben Sie dann in Berlin?«

Sie lächelte noch immer, als sie mir diese Antwort gab: »Das bin ich den kleinen Helden schuldig.«

»Wie ist das zu verstehen?«, fragte ich. Mit einem Seufzer kam sie herüber und setzte sich näher zu mir. »Als die Gestapo meine Eltern holen kam, schickten sie mich in ein kleines Hotel, um mir das Leben zu retten. Die Besitzerin war der erste ›kleine Held‹. Bei ihr war ich ein paar Nächte gut aufgehoben. Als es gefährlich wurde, begegnete ich meinem zweiten ›kleinen Helden‹. Oder sollte ich sagen ›Heldin‹? Sie war unsere ehemalige Haushälterin. Sie versteckte mich eine Zeit lang und brachte sich selbst in Gefahr. Dann lebte ich in einem Kloster. Meine ›kleinen Helden‹ waren die Nonnen, die sich um mich kümmerten, als ich sehr krank war. Sie stellten nie Fragen. Als die Situation gefährlich wurde, kam mein nächster ›kleiner Held‹, ein Polizist, der ein Gegner der Nazis war. Durch den ganzen Krieg hindurch hatte ich das Glück, ›kleine Helden‹ zu finden, die mir halfen, bis die Russen einmarschierten.«

»Warum leben Sie dann in Berlin?«, fragte ich noch einmal. Sie sah mich an und seufzte. »Ich habe darüber nachgedacht, aber ich meine, ich bin es den ›kleinen Helden‹, die mir halfen, schuldig. Nicht alle hier waren böse.«

Ihre Geschichte beeindruckte mich. Als ich nach Hause kam, schrieb ich einen Artikel für die New York Times über meine Begegnung mit Inge. Ich verstand, warum sie sich dafür entschieden hatte, in Berlin zu bleiben. Wir suchen immer nach einem Helden, dem wir nacheifern können und der uns führt. Aber sehr oft versagen unsere Führer und wanken auf tönernen Füßen. Wir müssen die Hand nach den kleinen Helden im Alltag ausstrecken – und versuchen, selbst einer zu werden.

Das ist nicht so schwer. Man ist nicht verpflichtet, Leben zu retten – aber man ist sehr wohl verpflichtet zu versuchen, anderen Menschen zu helfen. Halten Sie sich an meinen »Leitfaden« und vielleicht können auch Sie, wenn Sie Glück haben, ein kleiner Held werden.

22. Nach Hause, nach Hause

Als ich von meinen Reisen zurückkam, betrat ich mein Zimmer und streckte mich auf dem Bett aus, meinem kleinen Kokon während der ersten Phase nach meinem Schlaganfall. Hier war alles geschehen. Hier stand der Stuhl, auf dem ich gesessen hatte, als ich spürte, wie der dünne Strich über meine Wange gezogen wurde. Dies ist auch das Zimmer, in dem ich so häufig Mund-Aerobics getrieben habe. Hier war es, wo ich meinen Leitfaden ausdachte, der es mir ermöglichte, wieder hinaus in die Welt zu gehen.

Während ich auf dem Bett lag, sprangen Danny und Foxy hoch und begannen mich abzulecken. Sie waren froh, mich wieder zu sehen. Ich war glücklich. Mein Schlaganfall hatte mich auf eine wunderbare Abenteuerreise geführt und mich zu einer anderen Person gemacht – einer Person, die ich mag.

»Du bist zu einem bestimmten Zweck hier. Auf der ganzen weiten Welt gibt es keine Kopie von dir; es

hat sie nie gegeben und es wird sie nie geben. Du wurdest hierher gebracht, um einem bestimmten Bedürfnis entgegenzukommen. Nimm dir Zeit, darüber nachzudenken.«
Lou Austin

Glück ist ein vorübergehender Zustand. Wellen der Depression steigen und fallen weiterhin, wie die ewigen Gezeiten. Wie sehr ich mich auch bemühe, sie zu überwinden. Ich habe gelernt, mit der Ungewissheit zu leben, ich weiß, dass es im Leben keine Garantien gibt. Und ich habe noch etwas gelernt: Ganz gleich, wie sehr Sie Ihr Haus für eine sichere Zuflucht halten, eine Bastion gegen die Gefahren des Lebens, kann die Hand des Schicksals hineinreichen, um Sie leicht an der Schulter zu berühren, um Sie oder die Menschen, die Sie lieben, heimzusuchen, um mit einer scharfen Spitze von der Schläfe bis zum Kinn eine Linie über Ihre Wange zu ziehen.

Wenn Sie sich zu schwach fühlen, um Ihre Last zu tragen, dann schauen Sie sich um und lassen sich von den Aktivitäten anderer Menschen anregen. Mir haben sich die Paralympics in Seattle vor einigen Jahren eingeprägt. Jemand erzählte mir eine Geschichte von neun Wettkämpfern, alle körperlich oder geistig behindert, die sich an der Startlinie zum 100-Yard-Sprint aufstellten.

Beim Startschuss liefen alle los, nicht gerade im Sprint, aber voller Freude, das Rennen bis zur Ziellinie zu laufen und zu gewinnen. Das heißt alle bis auf einen kleinen Jungen, der auf dem Asphalt stolperte, ein paarmal hinfiel und zu weinen begann.

Die acht anderen hörten den Jungen weinen. Sie wurden langsamer und drehten sich um. Dann machten sie alle kehrt und gingen zurück ... alle zusammen. Ein Mädchen mit Downsyndrom bückte sich, gab ihm einen Kuss und sagte: »Damit wird es wieder gut.« Dann hakten sich alle neun unter und gingen zusammen zur Ziellinie. Alle Zuschauer im Stadion standen auf und klatschten mehrere Minuten lang Beifall. Leute, die dabei waren, erzählen diese Geschichte heute noch. Warum? Weil wir im Innersten wissen, dass es in diesem Leben Wichtigeres gibt als selbst zu gewinnen. Anderen helfen zu gewinnen, das ist es, was in diesem Leben wirklich zählt, auch wenn das bedeutet, langsamer zu gehen und die eingeschlagene Richtung zu ändern. Wir alle wünschen uns Glück. Das Leben lehrt uns, dass wir Glück finden, wenn wir das Glück und Wohl anderer im Sinn haben.

Ich begann dieses Buch in der Absicht, anderen Menschen zu helfen, einen Schlaganfall zu verstehen und einen Weg zu finden, damit umzugehen und im Leben zurechtzukommen. Ich wollte einen »Leitfaden« zusammenstellen, der andern als Richtlinie für die Erholung von einem Schlaganfall dienen könnte. Mein Schlaganfall lehrte mich so viel und für alles, was er mir nahm, gab er mir noch mehr zurück. Während des Heilungsprozesses hat sich mein Leben zum Besseren verändert. Jetzt möchte ich mit andern teilen, was ich gelernt habe.

Aber als ich meinen »Leitfaden« betrachtete, hatte ich eine Offenbarung. Der Umgang mit einem Schlaganfall, der Umgang mit jedem beliebigen Leiden oder Unglück, unterscheidet sich in nichts von der Art und Weise, wie wir alle unser Leben führen sollten.

Mein »Leitfaden«

1. Bedenken Sie immer, wenn es schlecht steht, dass alles noch schlimmer sein könnte.
2. Geben Sie nie auf. Arbeiten Sie fortwährend an Ihrer Sprache und an Ihrem Leben.
3. Verlieren Sie nie Ihren Sinn für Humor. Lachen Sie über sich selbst, lachen Sie mit anderen.
4. Kämpfen Sie gegen Depression an, indem Sie an andere denken, ihnen die Hand reichen und ihnen helfen. Bemühen Sie sich, ein »kleiner Held« zu sein.
5. Verhalten Sie sich entsprechend dem Sprichwort »Was du nicht willst, das man dir tu, das füg auch keinem andern zu«.
6. Beten Sie. Nicht damit Gott Sie heilt, sondern damit er Ihnen hilft, sich selbst zu helfen.

Ein Handicap haben wir alle – sei es groß oder klein. Aber wir müssen unser Elend überwinden, um bessere Menschen zu werden. Wir müssen es versuchen, immerzu versuchen.

Helen Keller drückte es so aus: »Wenn wir alles in unseren Kräften Stehende tun, können wir nie wissen, welches Wunder in unserem Leben oder im Leben anderer gewirkt wird.«

Biografie

»Die Begabung von Kirk Douglas beginnt in seinen Fußsohlen und endet in dem Geist, der sich über die Sterne hinaus emporschwingen kann.«

Diese würdigenden Worte der American Academy of Dramatic Arts bringen das Wesen des Mannes auf den Punkt. Das Lebenswerk – bestehend aus 82 Filmen, neun Theaterstücken, sieben Büchern und zahllosen anderen Beiträgen zu seiner Kunst, seinem Land und seinen Mitmenschen – spricht für sich.

Am 9. Dezember 1916 in Amsterdam, New York, als Sohn ungebildeter jüdisch-russischer Immigranten geboren, drängte es Issur Danielovitch, der Kirk Douglas werden sollte, die Armut seiner Heimatstadt hinter sich zu lassen. Mit einem Ringer-Stipendium konnte er an der Saint Lawrence University studieren und im Sommer jobbte er als Ringer auf Jahrmärkten, bevor Ventura geboren wurde. Er musste sich sein Studium finanzieren. Ein zweites Stipendium von der American Academy of Dramatic Arts brachte ihn auf den Weg zum Broadway. Er debütierte am Broadway als singender Telegrammbote in *Spring Again,* unterbrach aber 1942 eine sich anbahnende Bühnenkarriere und meldete sich zur Marine, wo er als Fernmeldeoffizier in der U-Boot-Abwehr Dienst tat.

Nach dem Krieg kehrte er als der Unbekannte Soldat in *The Wind is Ninety* an den Broadway zurück; sein allgemein gelobter Auftritt machte Hollywood auf ihn aufmerksam und er bekam eine Rolle an der Seite von Barbara Stanwyck in *Die seltsame Liebe der Martha Ivers.* Danach wieder am Broadway, trat er in mehreren Stücken auf, die allerdings kein Erfolg wurden.

Drei Jahre später, 1949, machte ihn seine Rolle als einer der frühen Antihelden der Leinwand, als zynischer Boxer in Stanley Kramers *Champion*, zum Star und brachte ihm seine erste Oscar-Nominierung ein. Zum zweiten Mal wurde er 1952 für die Darstellung eines opportunistischen Filmmagnaten in *Stadt der Illusionen* nominiert und zum dritten Mal 1956 für sein Porträt des Malers in *Ein Leben in Leidenschaft – Vincent van Gogh,* für den er den New York Film Critics' Award als bester Schauspieler bekam.

1955 gründete Douglas eine der ersten unabhängigen Filmgesellschaften Hollywoods, die er nach seiner Mutter Bryna nannte und die von seiner Frau Anne geführt wurde. Die Bryna Company produzierte mehrere denkwürdige Filme wie *Wege zum Ruhm, Die Wikinger, Spartacus, Einsam sind die Tapferen* und *Sieben Tage im Mai.*

Kurz nach Gründung der Bryna Company richtete Douglas auch die Douglas Foundation ein, die wichtige und sinnvolle Beiträge zu öffentlichen und wohltätigen Projekten leistete. Die Douglas Foundation hat sowohl große Organisationen (wie das Cedars-Sinai Medical Center) als auch kleine (wie das Access Theater for the Handicapped, ein Theaterprojekt für Behinderte) unterstützt. In den letzten Jahren hat sich die Douglas Foundation auf die Los Angeles Mission for the Homeless (Hilfe für Obdachlose) konzentriert, die das Anne Douglas Center for Women und den Motion Picture Relief Home's Alzheimer Unit eröffnet hat; Letzterer heißt nach Kirk Douglas' Vater »Harry's Haven«. Gegenwärtig setzt die Douglas Foundation verwahrloste Schulhöfe und Spielplätze in Los Angeles instand und baut außerdem eine Reihe von Spielplätzen in Israel. Die Stiftung hat auch Mittel für die Errichtung eines Gebäudes direkt gegenüber der

Klagemauer in Jerusalem bereitgestellt, das Touristen aller Glaubensbekenntnisse zu einem besseren Verständnis des Judentums verhelfen soll.

1958 setzte sich Douglas über Hollywoods berühmt-berüchtigte schwarze Liste hinweg, als er den auf dieser Liste geführten und folglich mit Berufsverbot belegten Autor Dalton Trumbo mit dem Drehbuch für *Spartacus* beauftragte. Wegen dieser Entscheidung wurde Douglas damals von breiten Kreisen verurteilt. Es sollten 30 Jahre vergehen, bis die American Civil Liberties Union and the Writers Guild of America seinen Schritt als mutig anerkannten.

1963 kaufte er die Bühnenrechte an Ken Keseys Buch *Einer flog über das Kuckucksnest* und spielte darin am Broadway die Hauptrolle. Während der folgenden zehn Jahre versuchte er vergebens, das Stück zu verfilmen. Schließlich produzierte sein Sohn Michael 1975 den Film, der fünf Oscars einheimste, darunter den für den besten Film. Aber die größte Enttäuschung seines Lebens war, dass er selbst in dem Film nicht mitspielte.

1981 überreichte Präsident Carter Kirk Douglas die Medal of Freedom, Amerikas höchste zivile Auszeichnung, als Anerkennung für die vielen Reisen, die er auf eigene Kosten unternommen hat, um überall in der Welt Vorträge über Sinn und Nutzen der Demokratie und die Bedeutung der Freiheit zu halten. Außer mehr als 20 Ländern in Asien, Afrika und Osteuropa besuchte Douglas auch die Kampfgebiete in Beirut, Libanon, und Rot-Kreuz-Krankenhäuser und afghanische Flüchtlingslager in der Nähe des Khaiberpasses, wohin er dieselbe Botschaft brachte.

Kirk Douglas ist auch von Regierungen und Organisationen anderer Staaten geehrt worden, so in Frankreich, Italien und Portugal. Zu den höchsten internationalen Auszeichnungen, die er erhielt, zählte 1990 seine Ernennung zum Offizier der Ehrenlegion für hervorragende Verdienste für Frankreich auf dem Gebiet der Kunst und Literatur.

1991 wählte ihn das American Film Institute für den renommierten Preis für sein Lebenwerk aus. In seiner Würdigung bemerkte das AFI, »kein anderer führender Schauspieler sei geneigter gewesen, auf die dunkle verzweifelte Seite der Seele hinzuweisen und so die Komplexität der menschlichen Natur offen zu legen«, und rühmte seinen »Sinn für Tiefe und Widerstand«. 1995 zeichnete ihn das John F. Kennedy Center for Performing Arts mit seinem Preis »für Beiträge zum kulturellen Leben der USA« aus. Und 1996 ehrte ihn die Academy of Motion

Pictures mit einem Special Oscar für »50 Jahre als kreative und moralische Kraft in der Filmgemeinde«. Bei der Überreichung des Preises lobte Steven Spielberg Kirk Douglas für seinen Mut und sein Gewissen. »Ob er sich mit einer Filmrolle auseinander setzt oder mit den allzu realen Auswirkungen eines vor kurzem erlittenen Schlaganfalls – Mut bleibt Kirk Douglas' persönliches und berufliches Kennzeichen«, sagte Spielberg und fügte hinzu: »Es gibt einen einzelnen Faden, der sich durch sämtliche Rollen zieht, die er verkörpert hat. Man nennt ihn Gewissen.«

Das Gewissen von Kirk Douglas hat oft ein Betätigungsfeld in seinen Filmen gefunden. Zum Beispiel versuchte er durch den Fernsehfilm *Amos*, der ihm Emmy- und Golden-Globe-Nominierungen einbrachte, die öffentliche Aufmerksamkeit auf das Problem des Missbrauchs älterer Menschen zu lenken. Zu seinem Einsatz gehörten auch Leitartikel und Briefe an Zeitungen, Auftritte im landesweiten Fernsehen und Aussagen vor dem Unterausschuss des Kongresses über das Altern.

1992 griff er durch den Fernsehfilm *The Secret* das gesellschaftliche Stigma an, das an Dyslexie haftet. Sein Spiel wurde von den Kritikern der Los Angeles Times als beste Leistung des Jahres ausgewählt und trug ihm den Einstein Award der National Dyslexia Research Foundation ein.

Die Filmprojekte von Kirk Douglas sind oft Familienunternehmungen. *Amos* wurde von seinem Sohn Peter produziert, ebenso *Final Countdown* und *Inherit the Wind*, der einen Emmy als bester Film erhielt. Mit seinem Sohn Eric spielte Douglas in *Yellow*, einer Folge der Serie »Tales of the Crypt«, die ihm seine zweite Emmy-Nominierung einbrachte. Sein Sohn Joel war Herstellungsleiter in dem Film *Männer des Gesetzes*, bei dem Douglas die Regie führte, und er und Sohn Michael suchen immer noch nach einem Projekt, in dem sie gemeinsam auftreten.

1991 hatte Douglas einen Hubschrauberunfall, bei dem zwei Menschen umkamen und er sich selbst beinahe das Genick gebrochen hätte. Das hielt ihn nicht davon ab, einen neuen Film zu drehen, doch 1996 erlitt er einen Schlaganfall, der sein Sprechvermögen beeinträchtigte. Eine Zeit lang glaubte er, damit wäre seine Karriere als Schauspieler beendet, aber Kirk Douglas ist hartnäckig. Er arbeitete intensiv mit einer Sprachtherapeutin und Ende 1998 spielte er die Rolle eines munteren Exboxers, der sich von einem Schlaganfall erholt, in *Diamonds*, der im Februar 2000 anlief.

Wenn Douglas nicht spielt, dann verbringt er seine Zeit mit Schreiben. Seine Autobiografie *Weg zum Ruhm*, erschienen 1988, erhielt überschwängliche Kritiken und wurde ein internationaler Bestseller, der insgesamt 34 Wochen lang auf der Bestsellerliste der New York Times stand. Danach schrieb er drei Romane, *Ein Vogel mit eisernen Schwingen* (1990), *Der Flug des Pegasus* (1992) und *Der letzte Tango in Brooklyn* (1994) sowie ein Kinderbuch, *The Broken Mirror* (1997). Ebenfalls 1997 veröffentlichte Douglas eine Fortsetzung seiner Autobiografie unter dem Titel *Climbing the Mountain: My Search for Meaning*. Darin spricht er über Ereignisse seit dem Hubschrauberunfall, seine Anstrengungen, sich von dem Schlaganfall zu erholen, und seine religiöse Erweckung in seinem späteren Lebensabschnitt, durch die er zu einem eifrigen Leser der Thora wurde. Sein zweites Kinderbuch, *Young Heroes of the Bible*, erschien im Oktober 1999.

Am 9. Dezember 1999 feierte Kirk Douglas mit 83 Jahren im Sinai Temple in Westwood, Kalifornien, seine zweite Bar-Mizwa, um den zweiten Lebensabschnitt, der nach dem Talmud mit 70 Jahren begann, einzuleiten.

Douglas ist seit 45 Jahren mit Anne verheiratet und hat vier Söhne aus zwei Ehen: Michael, Joel,

Peter und Eric. Alle vier Söhne sind in der Unterhaltungsbranche tätig. Er lebt teils in Beverly Hills und teils in Montecito, wo er vor kurzem ein zweites Haus gekauft hat, um mehr Zeit mit seinen Enkelkindern verbringen zu können.

Filme

1946: *Die seltsame Liebe der Martha Ivers*
(The Strange Love of Martha Ivers)
1947: *Goldenes Gift (Out of the Past)*
Mourning Becomes Electra
14 Jahre Sing-Sing (I walk Alone)
1948: *The Walls of Jericho*
My Dear Secretary
Ein Brief an drei Frauen (A Letter to Three Wives)
1949: *Champion*
1950: *Der Mann ihrer Träume / Der Jazztrompeter*
(Young Man With A Horn)
Die Glasmenagerie (The Glass Menagerie)
1951: *Reporter des Satans*
(Ace in the Hole / The Big Carnival)
Den Hals in der Schlinge
(Along the Great Divide)
Polizeirevier 21 (Detective Story)
1952: *Für eine Hand voll Geld (The Big Trees)*
Die Flusspiraten vom Missouri (The Big Sky)
Stadt der Illusionen (The Bad and the Beautiful)

1953: *War es die große Liebe (The Story of Three Loves)*
Der Gehetzte (The Juggler)
Das Mädchen von der Seine (Act of Love)
1954: *Die Fahrten des Odysseus (Ulysses)*
20 000 Meilen unter dem Meer
(20,000 Leagues Under the Sea)
1955: *Der Favorit (The Racers)*
Mit stahlharter Faust (Man Without A Star)
Als Vergeltung sieben Kugeln
(The Indian Fighter)
1956: *Ein Leben in Leidenschaft – Vincent van Gogh*
(Lust for Life)
1957: *Zwei rechnen ab (Gunfight at the* OK *Corral)*
Eine streng geheime Affäre (Top Secret Affair)
Wege zum Ruhm (Paths of Glory)
1958: *Die Wikinger (The Vikings)*
1959: *Der letzte Zug von Gun Hill*
(Last Train from Gun Hill)
Der Teufelsschüler (The Devil's Disciple)
1960: *Fremde, wenn wir uns begegnen*
(Strangers When We Meet)
Spartacus
1961: *Perdido (The Last Sunset)*
Stadt ohne Mitleid (Town Without Pity)
1962: *Einsam sind die Tapferen*
(Lonely Are the Brave)

Zwei Wochen in einer anderen Stadt
(Two Weeks in Another Town)
1963: *Männer – hart wie Eisen (The Hook)*
Der Fuchs geht in die Falle
(For Love or Money)
Die Totenliste (The List of Adrian Messenger)
1964: *Sieben Tage im Mai (Seven Days in May)*
1965: *Erster Sieg (In Harm's Way)*
Kennwort Schweres Wasser /
Stoßtrupp Telemark (The Heroes of Telemark)
1966: *Der Schatten des Giganten*
(Cast a Giant Shadow)
Brennt Paris? (Is Paris Burning?)
1967: *Der Weg nach Westen (The Way West)*
Die Gewaltigen (The War Wagon)
1968: *Der schnellste Weg zum Jenseits*
(A Lovely Way to Die)
1969: *Auftrag Mord (The Brotherhood)*
Das Arrangement (The Arrangement)
1970: *Zwei dreckige Halunken*
(There Was A Crooked Man)
1971: *Die von der Kugel leben –*
die durch die Kugel sterben (A Gunfight)
Licht am Ende der Welt
(The Light at the Edge of the World)
Catch Me a Spy

1972: *Ein achtbarer Mann*
(A Man to Respect / Master Touch)
1973: *Dr. Jekyll and Mr. Hyde* (TV)
Scalawag
1974: *Andersons Rache (Mousey / Cat and Mouse)* (TV)
1975: *Männer des Gesetzes (Posse)*
Einmal ist nicht genug (Once Is Not Enough)
1976: *The Moneychangers* (TV)
Unternehmen Entebbe (Victory at Entebbe) (TV)
1977: *Inferno 2000 / Das siebenköpfige Ungeheuer (The Cosen / Holocaust: 2000)*
1978: *Teufelskreis Alpha (The Fury)*
1979: *Kaktus-Jack (The Villain / Cactus Man)*
Saturn 3
Wie du mir, so ich dir (Home Movies)
1980: *Der letze Countdown (The Final Countdown)*
1981: *Snowy River (The Man from Snowy River)*
1982: *Remembrance of Love* (TV)
1983: *Eddy Macons Flucht (Eddie Macon's Run)*
1984: *Zwei Schlitzohren rechnen ab (Draw!)* (TV)
1985: *Amos* (TV)
1986: *Archie & Harry – Sie können's nicht lassen (Tough Guys)*
1987: *Queenie* (TV)
1988: *Inherit the Wind* (TV)

1991: *Oscar – Vom Regen in die Traufe (Oscar)*
Veraz
Yellow (TV)
1992: *The Secret* (TV)
1994: *Greedy*
Take Me Home Again (Lies Boys Tell) (TV)
1999: *Diamonds*
2000: *Touched By An Angel (Bar Mitzvah)* (TV)

Theaterstücke

Spring Again
Three Sisters
Kiss and Tell
Trio
Star in the Window
The Wind is Ninety
Man Bites Dog
One Flew Over the Cuckoo's Nest
The Boys in Autumn

Bücher

The Ragman's Son, 1988 (dt. *Weg zum Ruhm*, Autobiografie, 1988)
Dance With the Devil, 1990 (dt. *Ein Vogel mit eisernen Schwingen*, Roman, 1992)
The Gift, 1992 (dt. *Der Flug des Pegasus*, Roman, 1993)
Last Tango in Brooklyn, 1994 (dt. *Der letzte Tango in Brooklyn*, Roman, 1995)
The Broken Mirror, Kinderbuch, 1997
Climbing the Mountain: My Search for Meaning, Autobiografie, 1997
Young Heroes of the Bible, Kinderbuch, 1999

Preise und Auszeichnungen

Goldener Bär für Lebenswerk, Berliner Filmfestspiele (2000)

Preis für Lebenswerk, Jerusalem Film Festival (2000)

Spencer Tracy Award for Outstanding Achievement in Drama (1999)

Preis für Lebenswerk der Screen Authors Guild (1999)

Golden Boot Award (1999)

Special Oscar für Lebenswerk von der Academy of Motion Pictures (1996)

Drei Oscar-Nominierungen als Bester Schauspieler in: *Champion, Stadt der Illusionen, Ein Leben in Leidenschaft – Vincent van Gogh*

New York Film Critics Award als Bester Schauspieler für *Ein Leben in Leidenschaft – Vincent van Gogh*

Zwei Nominierungen für den Emmy Award für *Amos* und *Yellow*

Nominierung für den Golden Globe Award für *Amos*
Nominierung für den ACE Award für *Yellow*
Preis für Lebenswerk vom American Film Institute
American Cinema Award für herausragende Leistung im Film
Meltzer Award der Writers Guild of America für das Ignorieren der schwarzen Liste
Cecil B. DeMille Award von der Hollywood Foreign Press Association
Preis für Lebenswerk von der National Association of Theatre Owners

ISBN 3-431-03568-X
5 4 3 2 1
Ehrenwirth Verlag ist ein Imprint der Verlagsgruppe Lübbe
Übersetzung aus dem Amerikanischen
von Wolfdietrich Müller

Titel der Originalausgabe:
My Stroke of Luck
Für die Originalausgabe:

Published by arrangement with
Harper Collins Publishers Inc., New York
Für die deutschsprachige Ausgabe:

Textredaktion: Dr. Elke Sander
Umschlaggestaltung:
Guido Klütsch, Köln, unter Verwendung eines Fotos
von Art Streiber, Icon International
Satz: Blank GmbH
Druck und Einband: WS Bookwell, Porvoo

Printed in Finland